高职高专“四真课程”活页教材

中药生产现场监控实训

（供中药制药、中药材生产与加工、中药学专业用）

主　编　马庆东　邹隆琼

副主编　陈春宇　马小华　朱小龙　马丹红

编　者　（以姓氏笔画为序）

马小华（新疆维吾尔自治区药品审评查验中心）

马丹红（重庆三峡云海药业股份有限公司）

马庆东（重庆三峡医药高等专科学校）

邓　琳（重庆三峡云海药业股份有限公司）

石铮岩（重庆三峡云海药业股份有限公司）

朱小龙（重庆三峡医药高等专科学校）

邹隆琼（重庆三峡云海药业股份有限公司）

陈春宇（重庆三峡医药高等专科学校）

周月华（重庆三峡云海药业股份有限公司）

中国健康传媒集团

中国医药科技出版社

内 容 提 要

本教材为“高职高专‘四真课程’活页教材”之一。本教材主要内容包括中药饮片生产现场监控、中药制剂生产现场监控、中药生产过程取样与中间产品放行、供应商管理和文件管理等五个项目，围绕药品生产现场质量监控关键环节，将中药产业发展的新理念、新规范、新要求融入教材，能反映中药生产质量监控岗位的职业能力要求。

本教材主要供高等职业院校中药制药、中药材生产与加工、中药学等相关专业教学使用，也可供从事相关工作的专业人员参考使用。

图书在版编目(CIP)数据

中药生产现场监控实训/马庆东，邹隆琼主编. —北京:中国医药科技出版社，2023.12
ISBN 978-7-5214-4372-1

Ⅰ.①中… Ⅱ.①马… ②邹… Ⅲ.①中药材—生产—监视控制—高等职业教育—教材 Ⅳ.①R28

中国国家版本馆CIP数据核字（2023）第233168号

美术编辑 陈君杞
版式设计 友全图文

出版 **中国健康传媒集团** | 中国医药科技出版社
地址 北京市海淀区文慧园北路甲22号
邮编 100082
电话 发行：010-62227427 邮购：010-62236938
网址 www.cmstp.com
规格 787×1092mm 1/16
印张 9 1/4
字数 216千字
版次 2024年1月第1版
印次 2024年1月第1次印刷
印刷 三河市万龙印装有限公司
经销 全国各地新华书店
书号 ISBN 978-7-5214-4372-1
定价 39.00元

获取新书信息、投稿、为图书纠错，请扫码联系我们。

出版说明

近几十年来，我国职业教育改革取得了巨大的进展与成就，尤其是《国家职业教育改革实施方案》《关于深化现代职业教育体系建设改革的意见》等指导性文件的出台，为中国职业教育走向世界指明了道路与方向。但普遍而言，职业教育教材的开发与研制仍然任重道远。《国家职业教育改革实施方案》明确指出“建设一大批校企‘双元’合作开发的国家规划教材，倡导使用新型活页式、工作手册式教材并配套开发信息化资源”。《关于深化现代职业教育体系建设改革的意见》也提出“优质教材建设将重点面向战略性新兴产业、先进制造业、现代服务业、现代农业等领域，深化产教融合、协同育人，科学严谨、内容丰富、形态多样、反映行业前沿技术，鼓励行业牵头或行业、企业、学校等共同开发”。

为落实国家职业教育改革的相关要求，重庆三峡医药高等专科学校努力践行产教融合、校企合作。教师按照真实环境、真学、真做、掌握真本领的要求开展教学活动，建立基于工作过程的“四真”行动式教学模式。将教学“以教师为中心”转变为“以学生为中心”，将学生由“被动学习”转变为“主动学习”，教师精心设计、导演，把教学内容巧妙地隐含在每个“职业工作活动”中，学生通过完成一个个“职业工作活动”，自己提出问题，并经过思考和教师的指导，自己解决问题。整个教学过程中，企业导师全程主导或参与，取得了较好的教学效果。为总结教学改革经验，并更好地服务“四真课程”教学模式，经学校教材建设指导委员会审定，组织了校企双方生产与教学的多名一线专家，编写了本套高职高专“四真课程”活页教材。

本套教材具有以下特点：

1.教材紧密围绕真实任务、项目、产品、内容等驱动载体，创设学习情境，实施完整的职业活动，助力教师实现完整、真实的教学过程。

2.教材设定的学习情境与真实环境高度相仿，教材涉及实训设备设施为真实设备设施，并参照企业真实的技术和装备水平。

3.教材每个工作任务按照任务目标、任务分析、相关知识、任务实施、任务评价、拓展提高、课后训练等几个步骤与内容进行设计与实施。

因“四真课程”教学模式改革不能一蹴而就，目前出版的教材只是针对已有明显成果的总结与固化，后续还将根据教学改革的继续实施陆续出版相关教材。

前言 PREFACE

实践教学是高职教育中必不可少的重要环节，也是提高人才培养质量的有效途径。针对中药制药、中药学、中药材生产与加工等专业实训教材较为匮乏，制约了高技能人才的培养，重庆三峡医药高等专科学校与重庆三峡云海药业股份有限公司联合开发了中药生产、质量控制、设备管理等方面的系列实训教材。本教材是基于中药饮片、中药制剂的生产质量管理体系而编写，未能涵盖所有岗位，但围绕药品生产现场质量监控关键环节，将中药产业发展的新理念、新规范、新要求融入教材，能反映中药生产质量监控岗位的职业能力要求。本教材具有以下特征。

1. 基于药品质量、源于设计的理念编排项目和任务，强调实际性 教材以实际产品为例，学生在充分理解药品属性、生产工艺和药品性能之间关系的基础上，推行药品质量源于设计理念，强调关键质量属性和关键工艺参数，潜移默化地培养学生的质量意识。

2. 基于过程控制的观念培养综合职业能力，能解决实际问题 教材以中药生产过程质量监控为主线，以问题为导向，将岗位工作标准融入教材要求中，培养学生主动学习，系统地运用综合知识的能力，能够解决岗位工作中的一般性问题，突出实用性和真实性，符合技能人才的培养。

3. 基于知法守法的法规意识，突出职业道德和职业意识的培养 培养学生能正确查询中药生产监管的有关法律法规，养成学法的好习惯，增强法规意识，培育学生对法律法规的敬畏之心，恪守底线，培养学生良好的道德意识，提升学生的职业素养。

本教材由马庆东、邹隆琼任主编，陈春宇、马小华、朱小龙、马丹红任副主编，石铮岩、周月华、邓琳参编。具体分工如下：陈春宇编写项目一、项目四，马庆东编写项目二、项目三，朱小龙编写项目五，邹隆琼、马丹红、石铮岩、周月华、邓琳编写所有项目的各类文件和记录，马小华审核所有编写内容的合规性。

本教材的编写，得到了各编者单位和重庆三峡云海药业股份有限公司的大力支持与配合，许多同仁也对本教材的编写提出宝贵的意见。编写过程中，参阅了有关专家、学者的研究成果和论著，在此一并致谢！

由于编者学识水平有限，教材中如有不当和疏漏之处，敬请广大师生和同行批评指正。

编　者

2023年10月

CONTENTS

目 录

项目一　中药饮片生产现场监控

本项目所述中药饮片生产现场监控员（quality assurance，QA）的职责，包括但不仅限于以下内容。

（1）负责中药饮片生产前、生产中和生产结束后各岗位现场监控及检查。

（2）负责填写“药材领料监控记录”“净选岗位现场监控记录”“洗润岗位现场监控记录”“切制岗位现场监控记录”“干燥岗位现场监控记录”“炮制岗位现场监控记录”“粉碎/破碎岗位现场监控记录”和汇总。

（3）负责发放“清场合格证”。

（4）负责生产现场偏差、变更、纠正与预防措施（corrective and preventive action，CAPA）的跟踪调查及处理措施的执行。

在实际工作中可能还囊括了中药生产过程取样、中间产品放行、文件管理等范围，但为了让每个项目主题更明确、更容易理解，将其相关内容单列。

一、学习目标

（一）知识目标

掌握中药饮片生产前检查、生产过程质量监控、生产结束后检查的要点。

（二）技能目标

能够按要求完成中药饮片生产岗位的生产现场质量监控，纠正不规范行为。

（三）素质目标

学会与岗位人员进行沟通，增强学生的药品生产质量管理规范（Good Manufacturing Practices，GMP）意识和质量意识，培养学生良好的职业道德，做一名合格的中药饮片生产监控人员。

二、任务描述

开展中药饮片生产岗位的监控工作。

本教材所述岗位QA人员应具备中药材及中成药的药品标准、药品生产工艺、中药炮制规范等基础知识，现场应有监控所需现行原辅料、中间产品及成品的质量标准、生产工艺、操作规程等文件。

三、获取资讯

（一）生产前检查

表1-1 生产前检查项目、检查标准及监控频率

检查项目	检查标准	监控频率
清场合格证	应有清场合格证	一次/批
状态标识	生产状态标识：所生产药品的品名、规格、批号应与批生产指令相符 设备状态标识：设备应有完好标识（设备标识、清洁标识、运行状态标识等）	一次/班
人员着装	整洁、规范	一次/班

（二）检查投料

依据生产指令，核对待生产中药饮片的名称、规格、批号和批量是否与批生产指令一致，检查处方的正确性，核实实际投料量是否符合生产需求，检查是否存在超处方投料的现象，并在药材投料监控记录中如实记录。若是在检查过程中出现与批生产指令不相符、投料量不符合生产要求、超处方投料等现象，则要求立即停止生产，通知生产、质量管理相关部门或车间，发起不符合项的调查，如发起变更、偏差。待调查清楚后经批准方可进行下一步生产。

（三）生产过程质量监控

表1-2 中药饮片生产控制项目、标准及监控频率

项目		质量控制	质量控制标准	监控频率
净选加工	挑选	外观	无非药用部位，无霉变，无虫蛀	一次/批
	筛选			
	风选			
	洗	收率/物料平衡	应符合工艺要求	一次/批
	漂			
洗润	淋法	时间、方法	洗净，润透	一次/批
	洗法			
	泡法			
	润法			
切制	片	规格	极薄片0.5mm以下，薄片1~2mm，厚片2~4mm	一次/批
	段		短段5~10mm，长段10~15mm	
	块		8~12mm的方块	
	丝		细丝2~3mm，宽丝5~10mm	

续表

<table>
<tr><th colspan="3">项目</th><th>质量控制</th><th>质量控制标准</th><th>监控频率</th></tr>
<tr><td colspan="3" rowspan="2">干燥</td><td>温度、时间、厚度</td><td>应符合工艺要求</td><td>一次/批</td></tr>
<tr><td>收率/物料平衡率</td><td>应符合工艺要求</td><td>一次/批</td></tr>
<tr><td rowspan="15">炮制</td><td rowspan="5">炒法</td><td>清炒</td><td rowspan="5">温度、时间、外观</td><td>应符合工艺要求</td><td>一次/批</td></tr>
<tr><td>麸炒</td><td>应符合工艺要求</td><td>一次/批</td></tr>
<tr><td>砂炒</td><td>应符合工艺要求</td><td>一次/批</td></tr>
<tr><td>蛤粉炒</td><td>应符合工艺要求</td><td>一次/批</td></tr>
<tr><td>滑石粉炒</td><td>应符合工艺要求</td><td>一次/批</td></tr>
<tr><td rowspan="5">炙法</td><td>酒炙</td><td rowspan="5">温度、时间、外观、辅料用量</td><td>应符合工艺要求</td><td>一次/批</td></tr>
<tr><td>醋炙</td><td>应符合工艺要求</td><td>一次/批</td></tr>
<tr><td>盐炙</td><td>应符合工艺要求</td><td>一次/批</td></tr>
<tr><td>姜炙</td><td>应符合工艺要求</td><td>一次/批</td></tr>
<tr><td>蜜炙</td><td>应符合工艺要求</td><td>一次/批</td></tr>
<tr><td colspan="2">炒炭</td><td>温度、外观</td><td>应符合工艺要求</td><td>一次/批</td></tr>
<tr><td colspan="2">蒸</td><td rowspan="2">物料大小、温度、辅料用量</td><td>应符合工艺要求</td><td>一次/批</td></tr>
<tr><td colspan="2">煮</td><td>应符合工艺要求</td><td>一次/批</td></tr>
<tr><td colspan="2">烊</td><td>温度、时间、外观</td><td>应符合工艺要求</td><td>一次/批</td></tr>
<tr><td colspan="3">破碎/粉碎</td><td>过筛目数</td><td>应符合工艺要求</td><td>一次/批</td></tr>
</table>

（四）中药饮片炮制方法实例（《中国药典》2020年版）

1.酒大黄

【炮制方法】取净大黄片100kg，黄酒15kg。将大黄片，加黄酒拌匀，闷透，置炒制容器内，用文火炒至规定的程度时，取出，放凉，即得。

2.醋三棱

【炮制方法】取净三棱片100kg，醋15kg。将三棱片，加醋拌匀，闷透，置炒制容器内，炒至规定的程度时，取出，放凉，即得。

3.蜜百合

【炮制方法】取净百合100kg，炼蜜5kg。将炼蜜加适量沸水稀释后，加入百合中拌匀，闷透，置炒制容器内，用文火炒至不粘手时，取出，放凉，即得。

（五）生产结束后检查

表1-3 生产结束后检查

检查项目	检查标准
批生产记录	生产记录填写及时、规范
物料平衡	应符合规定（若不符合规定，应发起偏差调查）
清场	环境、设备等清场是否合格，合格后发放“清场合格证”。地面、门窗无积灰、无结垢。各种物品摆放整齐，定置定位存放。操作间内不得存放与生产无关的杂物
本批产品遗留物	操作间内不得存放与本批产品有关的物料及记录
	工器具及容器具清洁、无异物，无本批产品的遗留物
	设备内外不得有遗留物

四、问题引导

（一）中药饮片生产过程的批生产记录至少应当包括哪些内容？

____

____

____

（二）中药饮片切制规格和炮制方法有哪些？质量控制标准是什么？

____

____

____

五、任务实施

生产任务：炮制“醋三棱”一批，处方为“净三棱片100kg，醋15kg”；炮制方法为“取三棱片，加醋拌匀，闷透，置炒制容器内，炒至规定的程度时，取出，放凉，即得”。

现场质量监控员按工厂规定的更衣程序和时间要求，提前10分钟到达工作岗位，开展以下工作。

（一）检查领料

依据生产指令，核对待生产药材的品名是否与实物相符，应为“三棱”，检查其批号和产地，核实领料量与实际投料量是否符合生产需求，在药材领料监控记录中如实记录（表1-4）。若是在检查过程中发现品名、批号、数量等与批生产指令不相符，则要求立即停止生产，通知生产、质量管理相关部门或车间，发起不符合项的调查，待调查清楚后经批准方可进行下一步生产。

表1-4　药材领料监控记录

品名			
批号			
产地			
购进单位			
理论领料量			
实际领料量			
折算过程			
领料人		日期	
复核人		日期	
监控人		日期	

（二）净选岗位检查

1.生产前检查　人员着装应整洁、规范；应有有效期内的清场合格证；应有正确的生产和设备状态标识；应有与本批次产品生产有关的空白原始记录，并在净选岗位监控记录中如实记录，见表1-5。

2.生产过程监控　依据本批次净选产品的工艺规程和岗位操作规程，检查净选产品外观是否达到规定要求，检查成品收率是否符合要求，并在净选岗位监控记录中如实记录，见表1-5。若是在生产过程发现“三棱”的外观、收率、物料平衡不符合规定，则应发起不符合项的调查。

3.生产结束检查　①检查岗位生产原始记录填写是否及时、规范，检查产品收率是否符合规定（若是收率不符合规定，则应发起调查）；②检查地面、门窗无积灰、无结垢；③各种物品摆放整齐，定置定位存放，操作间内不得存放与生产无关的杂物；④工器具、容器具及设备内外不得有本批次产品遗留物，并在净选岗位监控记录中如实记录，见表1-5。检查环境、设备等清场是否合格，合格后发放“清场合格证”，见表1-6。若清场不合格，则纠偏至合格。

表1-5　净选岗位现场监控记录

品名		批号		监控人	
批量		监控日期			
检查项目			检查结果		
生产前 1.人员着装应整洁、规范 2.应有清场合格证 3.状态标识（生产状态标识、设备状态标识） 4.应有空白原始记录			1.符合规定□　不符合规定□ 2.有□　无□ 3.清晰正确□　不清晰或不正确□ 4.有□　无□		

续表

品 名	批 号	检查结果			结 论	日 期
		外 观	收率	物料平衡		
					符合要求□ 不符合要求□	
					符合要求□ 不符合要求□	
					符合要求□ 不符合要求□	
					符合要求□ 不符合要求□	
					符合要求□ 不符合要求□	
					符合要求□ 不符合要求□	
生产结束 1.生产原始记录及时、规范 2.物料平衡符合规定 3.清场：环境、设备等清场是否合格，合格后发放“清场合格证”。地面、门窗无积灰、无结垢。各种物品摆放整齐，定置定位存放。操作间内不得存放与生产无关的杂物 4.本批产品遗留物： 4.1 操作间内不得存放与本批产品有关的物料及记录 4.2 工器具及容器具清洁、无异物，无本批产品的遗留物 4.3 设备内外不得有本批产品遗留物					1.符合要求 □ 不符合要求□ 2.符合规定 □ 不符合要求□ 3.合格 □ 不合格 □ 4.1 符合要求□ 不符合要求□ 4.2 符合要求□ 不符合要求□ 4.3 符合要求□ 不符合要求□	
备注						

表1-6 清场合格证

xxxxxxxxxx有限公司 SR-10-002-001

清场合格证

（正本）或（副本）

产品名称：________ 产品批号：________

岗 位：________ 班 次：________

清场时间：________ 清场者：________

QA检查者：________ 有效期至：______年____月____日

注：为白底黑字，高为9cm；宽为12cm。自带复写

（三）洗润岗位检查

1.生产前检查 人员着装应整洁、规范；应有有效期内的清场合格证；应有正确的生产和设备状态标识；应有与本批次产品生产有关的空白原始记录，并在洗润岗位监控记录中如实记录，见表1-7。

2.生产过程监控 依据本批次洗润产品的工艺规程和岗位操作规程，检查“三棱”外观是否达到规定要求，并在洗润岗位监控记录中如实记录，见表1-7。

3.生产结束检查 ①检查岗位生产原始记录填写是否及时、规范，检查产品收率是否

符合规定（若是收率不符合规定，则应发起调查）；②检查地面、门窗无积灰、无结垢。③各种物品摆放整齐，定置定位存放。操作间内不得存放与生产无关的杂物。④工器具、容器及设备内外不得有本批次产品遗留物，并在洗润岗位监控记录中如实记录，见表1-7。检查环境、设备等清场是否合格，合格后发放清场合格证。若清场不合格，则纠偏至合格。

表1-7　润洗岗位现场监控记录

<table>
<tr><th>品名</th><th colspan="2"></th><th>批号</th><th>监控人</th><th></th></tr>
<tr><td>批量</td><td colspan="2"></td><td>监控日期</td><td colspan="2"></td></tr>
<tr><td colspan="3">检查项目</td><td colspan="3">检查结果</td></tr>
<tr><td colspan="3">生产前
1.人员着装应整洁、规范
2.应有清场合格证
3.状态标识（生产状态标识、设备状态标识）
4.应有空白原始记录</td><td colspan="3">1.符合规定□　不符合规定□
2.有□　无□
3.清晰正确□　不清晰或不正确□
4.有□　无□</td></tr>
<tr><td>品名</td><td>批号</td><td>检查结果</td><td colspan="2">结论</td><td>日期</td></tr>
<tr><td></td><td></td><td></td><td colspan="2">符合要求□　不符合要求□</td><td></td></tr>
<tr><td></td><td></td><td></td><td colspan="2">符合要求□　不符合要求□</td><td></td></tr>
<tr><td></td><td></td><td></td><td colspan="2">符合要求□　不符合要求□</td><td></td></tr>
<tr><td></td><td></td><td></td><td colspan="2">符合要求□　不符合要求□</td><td></td></tr>
<tr><td></td><td></td><td></td><td colspan="2">符合要求□　不符合要求□</td><td></td></tr>
<tr><td></td><td></td><td></td><td colspan="2">符合要求□　不符合要求□</td><td></td></tr>
<tr><td colspan="4">生产结束
1.生产原始记录及时、规范
2.清场：环境、设备等清场是否合格，合格后发放“清场合格证”。地面、门窗无积灰、无结垢。各种物品摆放整齐，定置定位存放。操作间内不得存放与生产无关的杂物
3.本批产品遗留物：
3.1　操作间内不得存放与本批产品有关的物料及记录
3.2　工器具及容器具清洁、无异物，无本批产品的遗留物
3.3　设备内外不得有遗留物</td><td colspan="2">1.符合要求□　不符合要求□
2.合格□　不合格□

3.1符合要求□　不符合要求□
3.2符合要求□　不符合要求□
3.3符合要求□　不符合要求□</td></tr>
<tr><td colspan="6">备注</td></tr>
</table>

（四）切制岗位检查

1.生产前检查　人员着装应整洁、规范；应有有效期内的清场合格证；应有正确的生产状态标识和设备状态标识；应有与本批次产品生产有关的空白原始记录，并在切制岗位监控记录中如实记录，见表1-8。

2.生产过程监控　依据本批次切制产品的工艺规程和岗位操作规程，检查“三棱”切制产品规格和质量是否达到规定要求，并在切制岗位监控记录中如实记录，见表1-8。

3.生产结束检查　①检查岗位生产原始记录是否及时、规范，检查产品收率是否符合规定；②检查地面、门窗无积灰、无结垢。③各种物品摆放整齐，定置定位存放。操作间内不得存放与生产无关的杂物。④工器具、容器及设备内外不得有本批次产品遗留物，并在切制岗位监控记录中如实记录，见表1-8。检查环境、设备等清场是否合格，合格后发放“清场合格证”。若清场不合格，则纠偏至合格。

表1-8 切制岗位现场监控记录

<table>
<tr><td>品名</td><td colspan="2"></td><td>批号</td><td></td><td>监控人</td><td></td></tr>
<tr><td>批量</td><td colspan="2"></td><td>监控日期</td><td colspan="3"></td></tr>
<tr><td colspan="4">检查项目</td><td colspan="3">检查结果</td></tr>
<tr><td colspan="4">生产前
1.人员着装应整洁、规范
2.应有清场合格证
3.状态标识（生产状态标识、设备状态标识）
4.应有空白原始记录</td><td colspan="3">1.符合规定□ 不符合规定 □
2.有 □ 无 □
3.清晰正确□ 不清晰或不正确□
4.有 □ 无 □</td></tr>
<tr><td>品名</td><td>批号</td><td colspan="2">检查结果</td><td colspan="2">结论</td><td>日期</td></tr>
<tr><td></td><td></td><td colspan="2"></td><td colspan="2">符合要求□ 不符合要求□</td><td></td></tr>
<tr><td></td><td></td><td colspan="2"></td><td colspan="2">符合要求□ 不符合要求□</td><td></td></tr>
<tr><td></td><td></td><td colspan="2"></td><td colspan="2">符合要求□ 不符合要求□</td><td></td></tr>
<tr><td colspan="4">生产结束
1.生产原始记录及时、规范
2.收率符合规定
3.清场：环境、设备等清场是否合格，合格后发放“清场合格证”。地面、门窗无积灰、无结垢。各种物品摆放整齐，定置定位存放。操作间内不得存放与生产无关的杂物
4.本批产品遗留物：
4.1 操作间内不得存放与本批产品有关的物料及记录
4.2 工器具及容器具清洁、无异物，无本批产品的遗留物
4.3 设备内外不得有本批产品遗留物</td><td colspan="3">1.符合要求 □ 不符合要求□
2.符合规定 □ 不符合要求□
3.合格 □ 不合格 □

4.1 符合要求□ 不符合要求□
4.2 符合要求□ 不符合要求□
4.3 符合要求□ 不符合要求□</td></tr>
<tr><td colspan="7">备注</td></tr>
</table>

（五）干燥岗位检查

1.生产前检查 人员着装应整洁、规范；应有有效期内的清场合格证；应有正确的生产状态标识和设备状态标识；应有与本批次产品生产有关的空白原始记录，并在干燥岗位监控记录中如实记录，见表1-9。

2.生产过程监控 依据本批次干燥产品“三棱”的工艺规程和岗位操作规程，检查干燥温度、铺展厚度和干燥时间是否达到规定要求，检查干燥后药材的收率和物料平衡是否达到要求，并在干燥岗位监控记录中如实记录，见表1-9。若干燥后“三棱”的收率、物料平衡不符合规定，则应发起不符合项的调查。

3.生产结束检查 ①检查岗位生产原始记录填写是否及时、规范，检查产品收率是否符合规定。②检查地面、门窗无积灰、无结垢。③各种物品摆放整齐，定置定位存放。操作间内不得存放与生产无关的杂物。④工器具、容器及设备内外不得有本批次产品遗留物，并在干燥岗位监控记录中如实记录，见表1-9。检查环境、设备等清场是否合格，合格后发放“清场合格证”。若清场不合格，则纠偏至合格。

表1-9　干燥岗位现场监控记录

品名					批号		监控人	
批量					监控日期			
检查项目							检查结果	
生产前 1.人员着装应整洁、规范 2.应有清场合格证 3.状态标识（生产状态标识、设备状态标识） 4.应有空白原始记录							1.符合规定□　不符合规定□ 2.有□　无□ 3.清晰正确□　不清晰或不正确□ 4.有□　无□	
品名	批号	干燥物料			收率	物料平衡率	结论	日期
		温度	厚度	时间				
							符合要求□　不符合要求□	
							符合要求□　不符合要求□	
							符合要求□　不符合要求□	
							符合要求□　不符合要求□	
							符合要求□　不符合要求□	
							符合要求□　不符合要求□	
生产结束 1.生产原始记录及时、规范 2.收率符合规定 3.清场：环境、设备等清场是否合格，合格后发放“清场合格证”。地面、门窗无积灰、无结垢。各种物品摆放整齐，定置定位存放。操作间内不得存放与生产无关的杂物 4.本批产品遗留物： 4.1 操作间内不得存放与本批产品有关的物料及记录 4.2 工器具及容器具清洁、无异物，无本批产品的遗留物 4.3 设备内外不得有本批产品遗留物							1.符合要求□　不符合要求□ 2.符合规定□　不符合要求□ 3.合格□　不合格□ 4.1 符合要求□　不符合要求□ 4.2 符合要求□　不符合要求□ 4.3 符合要求□　不符合要求□	
备注								

（六）炮制岗位检查

1.生产前检查　人员着装应整洁、规范；应有有效期内的清场合格证；应有正确的生产状态标识和设备状态标识；应有与本批次产品生产有关的空白原始记录，并在炮制岗位监控记录中如实记录，见表1-10。

2.生产过程监控　依据本批次炮制产品“三棱”的标准制法、生产工艺规程和岗位操作规程，核查炮制方法是否正确，检查所用辅料是否为“醋”、用量是否准确，加醋是否拌匀，是否闷透，检查炒制温度、时间及成品外观是否达到规定要求，并在炮制岗位监控记录中如实记录，见表1-10。

3.生产结束检查 ①检查岗位生产原始记录填写是否及时、规范，检查产品收率是否符合规定；②检查地面、门窗无积灰、无结垢。③各种物品摆放整齐，定置定位存放。操作间内不得存放与生产无关的杂物。④工器具、容器及设备内外不得有本批次产品遗留物，并在炮制岗位监控记录中如实记录，见表1-10。检查环境、设备等清场是否合格，合格后发放“清场合格证”。若清场不合格，则纠偏至合格。

表1-10 炮制岗位现场监控记录

品名		批号		监控人	
批量		监控日期			

检查项目	检查结果
生产前 1.人员着装应整洁、规范 2.应有清场合格证 3.状态标识（生产状态标识、设备状态标识） 4.应有空白原始记录	1.符合规定□ 不符合规定 □ 2.有 □ 无 □ 3.清晰正确□ 不清晰或不正确□ 4.有 □ 无 □

品名	批号	炮制				结论	日期
		方法	温度	时间	外观		
						符合要求□ 不符合要求□	
						符合要求□ 不符合要求□	
						符合要求□ 不符合要求□	
						符合要求□ 不符合要求□	
						符合要求□ 不符合要求□	
						符合要求□ 不符合要求□	
						符合要求□ 不符合要求□	
						符合要求□ 不符合要求□	

生产结束 1.生产原始记录及时、规范 2.收率符合规定 3.清场：环境、设备等清场是否合格，合格后发放“清场合格证”。地面、门窗无积灰、无结垢。各种物品摆放整齐，定置定位存放。操作间内不得存放与生产无关的杂物 4.本批产品遗留物： 4.1 操作间内不得存放与本批产品有关的物料及记录 4.2 工器具及容器具清洁、无异物，无本批产品的遗留物 4.3 设备内外不得有遗留物	1.符合要求 □ 不符合要求□ 2.符合规定 □ 不符合要求□ 3.合格 □ 不合格 □ 4.1 符合要求□ 不符合要求□ 4.2 符合要求□ 不符合要求□ 4.3 符合要求□ 不符合要求□
备注	

（七）粉碎/破碎岗位检查

本生产任务炮制“醋三棱”一批不涉及粉碎/破碎工艺，如有涉及粉碎/破碎工艺，以下内容可供参考。

1.生产前检查　人员着装应整洁、规范；应有有效期内的清场合格证；应有正确的生产状态标识和设备状态标识；应有与本批次产品生产有关的空白原始记录，并在粉碎/破碎岗位监控记录中如实记录，见表1-11。

2.生产过程监控　依据本批次粉碎/破碎产品的标准制法、生产工艺规程和岗位操作规程，检查筛网的筛目是否符合要求，检查收率和物料平衡是否符合要求，并在粉碎/破碎岗位监控记录中如实记录，见表1-11。

3.生产结束检查　①检查岗位生产原始记录是否及时、规范，检查产品收率是否符合规定。②检查地面、门窗无积灰、无结垢。③各种物品摆放整齐，定置定位存放。操作间内不得存放与生产无关的杂物。④工器具、容器及设备内外不得有本批次产品遗留物，并在粉碎/破碎岗位监控记录中如实记录，见表1-11。检查环境、设备等清场是否合格，合格后发放“清场合格证”。若清场不合格，则纠偏至合格。

表1-11　粉碎/破碎岗位现场监控记录

<table>
<tr><td>品名</td><td colspan="3"></td><td>批号</td><td>监控人</td><td></td></tr>
<tr><td>批量</td><td colspan="3"></td><td>监控日期</td><td colspan="2"></td></tr>
<tr><td colspan="5">检查项目</td><td colspan="2">检查结果</td></tr>
<tr><td colspan="5">生产前
1.人员着装应整洁、规范
2.应有清场合格证
3.状态标识（生产状态标识、设备状态标识）
4.应有空白原始记录</td><td colspan="2">1.符合规定□　不符合规定□
2.有□　无□
3.清晰正确□　不清晰或不正确□
4.有□　无□</td></tr>
<tr><td>品名</td><td>批号</td><td>筛网目数</td><td>收率</td><td>物料平衡率</td><td>结论</td><td>日期</td></tr>
<tr><td></td><td></td><td></td><td></td><td></td><td>符合要求□　不符合要求□</td><td></td></tr>
<tr><td></td><td></td><td></td><td></td><td></td><td>符合要求□　不符合要求□</td><td></td></tr>
<tr><td></td><td></td><td></td><td></td><td></td><td>符合要求□　不符合要求□</td><td></td></tr>
<tr><td></td><td></td><td></td><td></td><td></td><td>符合要求□　不符合要求□</td><td></td></tr>
<tr><td></td><td></td><td></td><td></td><td></td><td>符合要求□　不符合要求□</td><td></td></tr>
<tr><td colspan="5">生产结束
1.生产原始记录及时、规范
2.收率符合规定
3.清场：环境、设备等清场是否合格，合格后发放“清场合格证”。地面、门窗无积灰、无结垢。各种物品摆放整齐，定置定位存放。操作间内不得存放与生产无关的杂物
4.本批产品遗留物：
4.1 操作间内不得存放与本批产品有关的物料及记录
4.2 工器具及容器具清洁、无异物，无本批产品的遗留物
4.3 设备内外不得有遗留物</td><td colspan="2">1.符合要求□　不符合要求□
2.符合规定□　不符合要求□
3.合格□　不合格□

4.1 符合要求□　不符合要求□
4.2 符合要求□　不符合要求□
4.3 符合要求□　不符合要求□</td></tr>
<tr><td colspan="7">备注</td></tr>
</table>

六、评价反馈

（一）指导教师评价

序号	重点评价内容	评价标准	标准分值	评价得分
1	药材领料检查	能依据指令，正确地检查投料状况	10	
2	生产前检查	能检查中药前处理各岗位的人员、设备、环境以及规程记录状态是否达到开工要求	10	
3	生产过程控制	能依据产品的标准制法和工艺规程，对净制、润洗、切制、干燥、炮制和粉碎/破碎（如有）的方法、时间和温度等进行检查和监控，特别是岗位产品的收率和物料平衡检查	60	
4	生产后检查	能检查出岗位清场后的状态，包括设备、物料的处理、文件和记录的归整等是否达到要求	10	
5	清场合格证发放	能正确地发放合格证	5	
6	自主学习	能主动查阅资料，及时填写记录	5	
合计总分			100	

（二）学生评价

学生姓名：	
你是否参了与中药饮片生产现场监控实训？	
你都完成了哪些具体任务？	
除了完成实训任务，你还做了哪些工作？	
你认为本次实训有什么需要改进的问题吗？	
本次课你有什么收获吗？你都学到了什么？	

七、知识拓展

（一）《药品生产质量管理规范》（2010年版）附录中药饮片（摘录）

第二章 原 则

第四条 中药饮片的质量与中药材质量、炮制工艺密切相关，应当对中药材质量、炮制工艺严格控制；在炮制、贮存和运输过程中，应当采取措施控制污染，防止变质，避免交叉污染、混淆、差错；生产直接口服中药饮片的，应对生产环境及产品微生物进行控制。

第六条 中药饮片必须按照国家药品标准炮制；国家药品标准没有规定的，必须按照省、自治区、直辖市食品药品监督管理部门制定的炮制规范或审批的标准炮制。

第七条 中药饮片应按照品种工艺规程生产。中药饮片生产条件应与生产许可范围相适应，不得外购中药饮片的中间产品或成品进行分包装或改换包装标签。

第三章 人 员

第十二条 从事中药材炮制操作人员应具有中药炮制专业知识和实际操作技能；从事毒性中药材等有特殊要求的生产操作人员，应具有相关专业知识和技能，并熟知相关的劳动保护要求。

第十六条 进入生产区的人员应进行更衣、洗手；进入洁净区的工作服的选材、式样及穿戴方式应符合通则的要求；从事对人体有毒、有害操作的人员应按规定着装防护，其专用工作服与其他操作人员的工作服应分别洗涤、整理，并避免交叉污染。

第四章 厂房与设施

第二十一条 厂房地面、墙壁、天棚等内表面应平整，易于清洁，不易产生脱落物，不易滋生霉菌；应有防止昆虫或其他动物等进入的设施，灭鼠药、杀虫剂、烟熏剂等不得对设备、物料、产品造成污染。

第二十三条 中药饮片炮制过程中产热产汽的工序，应设置必要的通风、除烟、排湿、降温等设施；拣选、筛选、切制、粉碎等易产尘的工序，应当采取有效措施，以控制粉尘扩散，避免污染和交叉污染，如安装捕尘设备、排风设施等。

第五章 设 备

第二十七条 与中药材、中药饮片直接接触的设备、工具、容器应易清洁消毒，不易产生脱落物，不对中药材、中药饮片质量产生不良影响。

第二十八条 中药饮片生产用水至少应为饮用水，企业定期监测生产用水的质量，饮用水每年至少一次送相关检测部门进行检测。

第六章 物料和产品

第二十九条 生产所用原辅料、与药品直接接触的包装材料应当符合相应的质量标准，分别编制批号并管理；所用物料不得对中药饮片质量产生不良影响。

第三十一条 对每次接收的中药材均应当按产地、供应商、采收时间、药材规格等进行分类，分别编制批号并管理。

第三十二条　购入的中药材，每件包装上应有明显标签，注明品名、规格、数量、产地、采收（初加工）时间等信息，毒性中药材等有特殊要求的中药材外包装上应有明显的标志。

第三十三条　中药饮片应选用能保证其贮存和运输期间质量的包装材料或容器。包装必须印有或者贴有标签，注明品名、规格、产地、生产企业、产品批号、生产日期、执行标准，实施批准文号管理的中药饮片还必须注明药品批准文号。

第七章　确认与验证

第三十九条　净制、切制可按制法进行工艺验证，炮炙应按品种进行工艺验证，关键工艺参数应在工艺验证中体现。

第四十条　关键生产设备和仪器应进行确认，关键设备应进行清洁验证。直接口服饮片生产车间的空气净化系统应进行确认。

第八章　文件管理

第四十四条　应当对从中药饮片生产和包装的全过程的生产管理和质量控制情况进行记录，批记录至少包括以下内容：

（1）批生产和包装指令；

（2）中药材以及辅料的名称、批号、投料量及投料记录；

（3）净制、切制、炮炙工艺的设备编号；

（4）生产前的检查和核对的记录；

（5）各工序的生产操作记录，包括各关键工序的技术参数；

（6）清场记录；

（7）关键控制点及工艺执行情况检查审核记录；

（8）产品标签的实样；

（9）不同工序的产量，必要环节物料平衡的计算；

（10）对特殊问题和异常事件的记录，包括偏离生产工艺规程等偏差情况的说明和调查，并经签字批准；

（11）中药材、中间产品、待包装产品中药饮片的检验记录和审核放行记录。

第九章　生产管理

第四十五条　净制后的中药材和中药饮片不得直接接触地面。中药材、中药饮片晾晒应有有效的防虫、防雨等防污染措施。

第四十六条　应当使用流动的饮用水清洗中药材，用过的水不得用于清洗其他中药材。不同的中药材不得同时在同一容器中清洗、浸润。

第四十七条　毒性中药材和毒性中药饮片的生产操作应当有防止污染和交叉污染的措施，并对中药材炮制的全过程进行有效监控。

（二）《中国药典》（2020年版）中药炮制通则（摘录）

中药炮制是按照中医药理论，根据药材自身性质，以及调剂、制剂和临床应用的需要，所采取的一项独特的制药技术。

药材凡经净制、切制或炮炙等处理后，均称为“饮片”；药材必须净制后方可进行切制或炮炙等处理。

除另有规定外，应符合下列有关要求。

1.净制　即净选加工。可根据具体情况，分别使用挑选、筛选、风选、水选、剪、切、刮、削、剔除、酶法、剥离、挤压、燀、刷、擦、火燎、烫、撞、碾串等方法，以达到净度要求。

2.切制　切制时，除鲜切、干切外，均须进行软化处理，其方法有：喷淋、抢水洗、浸泡、润、漂、蒸、煮等。亦可使用回转式减压浸润罐，气相置换式润药箱等软化设备。软化处理应按药材的大小、粗细、质地等分别处理。分别规定温度、水量、时间等条件，应少泡多润，防止有效成分流失。切后应及时干燥，以保证质量。

切制品有片、段、块、丝等。其规格厚度通常为：

片　极薄片0.5mm以下，薄片1~2mm，厚片2~4mm；

段　短段5~10mm，长段10~15mm；

块　8~12mm的方块；

丝　细丝2~3mm，宽丝5~10mm。其他不宜切制者，一般应捣碎或碾碎使用。

3.炮炙　除另有规定外，常用的炮炙方法和要求如下。

（1）炒　炒制分单炒（清炒）和加辅料炒。需炒制者应为干燥品，且大小分档；炒时火力应均匀，不断翻动。应掌握加热温度、炒制时间及程度要求。

单炒（清炒）　取待炮炙品，置炒制容器内，用文火加热至规定程度时，取出，放凉。需炒焦者，一般用中火炒至表面焦褐色，断面焦黄色为度，取出，放凉；炒焦时易燃者，可喷淋清水少许，再炒干。

麸炒　先将炒制容器加热，至撒入麸皮即刻烟起，随即投入待炮炙品，迅速翻动，炒至表面呈黄色或深黄色时，取出，筛去麸皮，放凉。

除另有规定外，每100kg待炮炙品，用麸皮10~15kg。

砂炒　取洁净河砂置炒制容器内，用武火加热至滑利状态时，投入待炮炙品，不断翻动，炒至表面鼓起、酥脆或至规定的程度时，取出，筛去河砂，放凉。

除另有规定外，河砂以掩埋待炮炙品为度。

如需醋淬时，筛去辅料后，趁热投入醋液中淬酥。

蛤粉炒　取碾细过筛后的净蛤粉，置锅内，用中火加热至翻动较滑利时，投入待炮炙品，翻炒至鼓起或成珠、内部疏松、外表呈黄色时，迅速取出，筛去蛤粉，放凉。

除另有规定外，每100kg待炮炙品，用蛤粉30~50kg。

滑石粉炒　取滑石粉置炒制容器内，用中火加热至灵活状态时，投入待炮炙品，翻炒至鼓起、酥脆、表面黄色或至规定程度时，迅速取出，筛去滑石粉，放凉。

除另有规定外，每100kg待炮炙品，用滑石粉40~50kg。

（2）**炙法** 是待炮炙品与液体辅料共同拌润，并炒至一定程度的方法。

酒炙 取待炮炙品，加黄酒拌匀，闷透，置炒制容器内，用文火炒至规定的程度时，取出，放凉。

酒炙时，除另有规定外，一般用黄酒，每100kg待炮炙品，用黄酒10~20kg。

醋炙 取待炮炙品，加醋拌匀，闷透，置炒制容器内，炒至规定的程度时，取出，放凉。

醋炙时，用米醋。除另有规定外，每100kg待炮炙品，用米醋20kg。

盐炙 取待炮炙品，加盐水拌匀，闷透，置炒制容器内，以文火加热，炒至规定的程度时，取出，放凉。

盐炙时，用食盐，应先加适量水溶解后，滤过，备用。除另有规定外，每100kg待炮炙品用食盐2kg。

姜炙 姜炙时，应先将生姜洗净，捣烂，加水适量，压榨取汁，姜渣再加水适量重复压榨一次，合并汁液，即为“姜汁”。姜汁与生姜的比例为1∶1。

取待炮炙品，加姜汁拌匀，置锅内，用文火炒至姜汁被吸尽，或至规定的程度时，取出，晾干。

除另有规定外，每100kg待炮炙品用生姜10kg。

蜜炙 蜜炙时，应先将炼蜜加适量沸水稀释后，加入待炮炙品中拌匀，闷透，置炒制容器内，用文火炒至规定程度时，取出，放凉。

蜜炙时，用炼蜜。除另有规定外，每100kg待炮炙品用炼蜜25kg。

（3）**制炭** 制炭时应“存性”，并防止灰化，更要避免复燃。

炒炭 取待炮炙品，置热锅内，用武火炒至表面焦黑色、内部焦褐色或至规定程度时，喷淋清水少许，熄灭火星，取出，晾干。

（4）**煅** 煅制时应注意煅透，使酥脆易碎。

（5）**蒸** 取待炮炙品，大小分档，按各品种炮制项下的规定，加清水或液体辅料拌匀、润透，置适宜的蒸制容器内，用蒸汽加热至规定程度，取出，稍晾，拌回蒸液，再晾至六成干，切片或段，干燥。

（6）**煮** 取待炮炙品大小分档，按各品种炮制项下的规定，加清水或规定的辅料共煮透，至切开内无白心时，取出，晾至六成干，切片，干燥。

4.其他

焯 取待炮制品投入沸水中，翻动片刻，捞出。有的种子类药材，焯至种皮由皱缩至舒展、易搓去时，捞出，放入冷水中，除去种皮，晒干。

项目二　中药制剂生产现场监控

本项目所述中药制剂生产现场质量监控员的职责，包括但不仅限于以下内容。

（1）负责中成药制备生产前、生产各岗位、生产结束后现场监控及检查。

（2）负责填写“中药提取、浓缩批监控记录”“口服固体制剂生产质量控制批监控记录”“口服液体制剂生产质量控制批监控记录”和汇总。

（3）负责发放“清场合格证”。

在实际工作中可能还囊括了中药生产过程取样、中间产品放行、文件管理等范围，但为了让每个项目主题更明确、更容易理解，将其相关内容单列。

任务一　中药提取浓缩监控

一、学习目标

（一）知识目标

掌握中药提取浓缩生产前检查、生产过程质量监控、生产结束后检查的要点。

（二）技能目标

能够按要求完成提取浓缩岗位的生产现场质量监控，纠正不规范行为。

（三）素质目标

学会与岗位人员进行沟通，增强学生的药品GMP意识和质量意识，培养学生良好的职业道德，做一名合格的中药制剂生产监控人员。

二、任务描述

开展中药提取浓缩岗位的监控工作。

三、获取资讯

（一）生产前检查

表2-1　生产前检查项目、检查标准及监控频率

检查项目	检查标准	监控频率
清场合格证	应有清场合格证	一次/批
状态标识	生产状态标识：所生产药品的品名、批号应与批生产指令相符 设备状态标识：设备应有完好标识	一次/班
人员着装	整洁、规范	一次/班

（二）生产过程质量监控

表2-2　提取浓缩质量控制项目、标准及监控频率

项目		质量控制项目	质量控制标准	监控频率
水提	煎煮	煎煮次数、温度、时间、蒸汽压力、过滤筛目	应符合工艺要求	一次/锅
	静置	静置时间	应符合工艺要求	一次/批
	浓缩	真空度、浓缩温度	应符合工艺要求	一次/批
	收膏	相对密度、储存温度	应符合工艺要求	一次/批
醇提	蒸馏	加水量、浸泡时间、蒸馏温度、时间、压力	应符合工艺要求	一次/批
	乙醇配制	乙醇浓度	应符合工艺要求	一次/批
	浸渍	次数、乙醇量、时间、过滤筛目	应符合工艺要求	一次/批
	回收乙醇	蒸汽压力、真空度、浓缩温度	应符合工艺要求	一次/批
	浓缩收膏	相对密度、温度、蒸汽压力、真空度	应符合工艺要求	一次/批

（三）制剂处方及制法实例（《中国药典》2020年版）

1.玄麦甘桔颗粒

【处方】玄参80g　麦冬80g　甘草80g　桔梗80g

【制法】以上四味，加水煎煮三次，第一次1.5小时，第二、三次各1小时，合并煎液，滤过，滤液静置12小时，取上清液浓缩至相对密度为1.32~1.35（65℃）的稠膏。取稠膏，加入适量的蔗糖及糊精，制成颗粒，干燥，制成1000g；或加蔗糖适量，混匀，制成颗粒，干燥，制成600g（低蔗糖）；或加糊精适量，混匀，制成颗粒，干燥，制成500g（无蔗糖），即得。

2.羊藿三七胶囊

【处方】淫羊藿1500g　三七500g

【制法】以上二味，淫羊藿加水煎煮二次，第一次2小时，第二次1小时，合并煎液，

滤过，滤液备用；三七粉碎成粗粉，加水煎煮三次，第一次3小时，第二次2小时，第三次1小时，合并煎液，滤过，滤液与上述滤液合并，减压浓缩至相对密度为1.30~1.35（80~85°C）的稠膏，干燥，粉碎成细粉，加淀粉15g，混匀，制粒，干燥，加入硬脂酸镁0.75g，混匀，装入胶囊，制成1000粒，即得。

3.小儿清热止咳合剂（小儿清热止咳口服液）

【处方】麻黄90g　炒苦杏仁120g　石膏270g　甘草90g　黄芩180g　板蓝根180g　北豆根90g

【制法】以上七味，麻黄、石膏加水煎煮30分钟，再加入其余炒苦杏仁等五味，煎煮二次，第一次2小时，第二次1小时，合并煎液，滤过，滤液减压浓缩至适量，静置，滤过，滤液加蜂蜜200g、蔗糖100g及苯甲酸钠3g，煮沸使溶解，加水使成1000ml，搅匀，冷藏24~48小时，滤过，灌封，灭菌，即得；或滤液加热煮沸后100℃保温30分钟，放冷，灌封，即得。

（四）生产结束后检查

表2-3　生产结束后检查

检查项目	检查标准
生产原始记录	生产原始记录及时、规范
物料平衡	应符合规定
清场	环境、设备等清场是否合格，合格后发放“清场合格证”。地面、门窗无积灰、无结垢。各种物品摆放整齐，定置定位存放。操作间内不得存放与生产无关的杂物
本批产品遗留物	操作间内不得存放与本批产品有关的物料及记录
	工器具及容器具清洁、无异物，无本批产品的遗留物
	设备内外不得有遗留物

四、问题引导

（一）药品GMP（2010年版）对生产前检查、生产过程检查、生产结束检查包括哪些内容？

______

______

______

（二）中药提取各生产工序的操作至少应当记录哪些？

______

______

______

（三）玄麦甘桔颗粒、羊藿三七胶囊、小儿清热止咳合剂各在提取浓缩收膏环节至少包括哪些关键工艺参数？其中间产品至少包括哪些关键质量属性？

____

____

____

五、任务实施

生产任务：生产“**玄麦甘桔颗粒**”一批25.0万袋，包装规格：5g/袋（无蔗糖）。

生产处方：玄参200kg　麦冬200kg　甘草200kg　桔梗200kg

生产制法：以上四味，加水煎煮三次，第一次1.5小时，第二、三次各1小时，合并煎液，滤过，滤液静置12小时，取上清液浓缩至相对密度为1.32~1.35（65℃）的稠膏，即得。

中药生产现场质量监控员按工厂规定的更衣程序和时间要求，提前10分钟到达工作岗位，开展以下工作。

（一）检查投料

依据生产指令，核对生产“玄麦甘桔颗粒”所投料的中药是否为“玄参、麦冬、甘草、桔梗”，其规格、批号和批量是否与批生产指令一致，检查处方的正确性，核实实际投料量是否符合生产需求，检查是否存在超处方投料的现象，并在药材投料监控记录中如实记录，见表2-4。若是在检查过程中出现与批生产指令不相符、投料量不符合生产要求、超处方投料等现象，则要求立即停止生产，通知生产、质量管理相关部门或车间，发起不符合项的调查，如发起变更、偏差。待调查清楚后经批准方可进行下一步生产。

表2-4　药材投料监控记录

品名		规格	
批号		批量	
处方			
理论投料量		实际投料量	
备注			
投料人		日期	
复核人		日期	
监控人		日期	

（二）提取岗位监控

1.生产前检查　人员着装应整洁、规范；应有有效期内的清场合格证；应有正确的生产状态标识和设备状态标识；应有与本批次产品生产有关的空白原始记录，并在提取岗位监控记录中如实记录，见表2-5。

设备的改变、提取浓缩方式的改变、清洁消毒方法的改变等应进行验证或确认，按《变更管理程序进行变更》，经批准后使用。

2.生产过程监控　依据本批次生产产品的标准制法、生产工艺规程和岗位操作规程，核查生产“玄麦甘桔颗粒”的提取溶媒是否为水，加入量是否正确，是否为煎煮法，煎煮次数、温度和时间（第一次1.5小时，第二、三次各1小时）是否达到规定要求，检查过滤时过滤材料的筛目是否符合要求，滤液是否静置，静置时间是否符合要求，取上清液浓缩至相对密度为1.32~1.35（65℃）的稠膏，如提取时发现提取时间、提取次数短少、药液未静置等可能影响质量的潜在因素时应及时查找原因，发起偏差调查至调查清楚，经批准后方可进行下一步，并在提取岗位监控记录中如实记录，见表2-5。

3.生产结束检查　①检查岗位生产原始记录是否及时、规范，检查产品收率是否符合规定。②检查地面、门窗无积灰、无结垢。③各种物品摆放整齐，定置定位存放。操作间内不得存放与生产无关的杂物。④工器具、容器及设备内外不得有本批次产品遗留物，并在提取岗位监控记录中如实记录，见表2-5。检查环境、设备等清场是否合格，合格后发放“清场合格证”，见表2-6。若清场不合格，则纠偏至合格。

表2-5　提取岗位现场监控记录

<table>
<tr><td>品名</td><td colspan="4"></td><td colspan="2">批号</td><td>监控人</td><td></td></tr>
<tr><td>批量</td><td colspan="4"></td><td colspan="2">监控日期</td><td colspan="2"></td></tr>
<tr><td colspan="7">检查项目</td><td colspan="2">检查结果</td></tr>
<tr><td colspan="7">生产前
1.人员着装应整洁、规范
2.应有清场合格证
3.状态标识（生产状态标识、设备状态标识）
4.应有空白原始记录</td><td colspan="2">1.符合规定□　不符合规定□
2.有□　无□
3.清晰正确□　不清晰或不正确□
4.有□　无□</td></tr>
<tr><td>提取方法</td><td colspan="6">□水提　□醇提</td><td rowspan="2">结论</td><td rowspan="2">日期</td></tr>
<tr><td>提取次数</td><td>加入溶媒量</td><td>加入溶媒浓度</td><td>温度</td><td>时间</td><td colspan="2">过滤筛目</td></tr>
<tr><td></td><td></td><td></td><td></td><td></td><td colspan="2"></td><td>符合要求□　不符合要求□</td><td></td></tr>
<tr><td></td><td></td><td></td><td></td><td></td><td colspan="2"></td><td>符合要求□　不符合要求□</td><td></td></tr>
<tr><td></td><td></td><td></td><td></td><td></td><td colspan="2"></td><td>符合要求□　不符合要求□</td><td></td></tr>
</table>

续表

除杂方法	□静置　□水提醇沉[a]　□其他[b]________					结论	日期
次数	加入乙醇的量[a]	加入乙醇浓度[a]	混合后药液乙醇浓度[a]	静置温度	静置起止时间		
						符合要求□　不符合要求□	
						符合要求□　不符合要求□	
浓缩及收膏	□减压浓缩　□常压浓缩　□其他________					结论	日期
次数	真空度	浓缩温度	蒸汽压力	浓缩膏的相对密度	浓缩膏储存温度		
生产结束 1.生产原始记录及时、规范 2.收率符合规定 3.清场：环境、设备等清场是否合格，合格后发放“清场合格证”。地面、门窗无积灰、无结垢。各种物品摆放整齐，定置定位存放。操作间内不得存放与生产无关的杂物 4.本批产品遗留物： 4.1 操作间内不得存放与本批产品有关的物料及记录 4.2 工器具及容器具清洁、无异物，无本批产品的遗留物 4.3 设备内外不得有遗留物						1.符合要求 □　不符合要求□ 2.符合规定 □　不符合要求□ 3.合格 □　不合格 □ 4.1 符合要求□　不符合要求□ 4.2 符合要求□　不符合要求□ 4.3 符合要求□　不符合要求□	
备注							

注：生产“玄麦甘桔颗粒”时，提取浓缩时并不涉及使用乙醇，但生产其他品种在提取浓缩时可能会涉及使用乙醇，为了增加表格的通用性，增加了相关标示内容，如［a］［b］。

表2-6　清场合格证

xxxxxxxxxx有限公司　　　　SR-10-002-001

清场合格证

（正本）或（副本）

产品名称：________　产品批号：________

岗　　位：________　班　　次：________

清场时间：________　清场者：________

QA检查者：________　有效期至：______年____月____日

注：为白底黑字，高为9cm；宽为12cm。自带复写。

六、评价反馈

（一）指导教师评价

序号	重点评价内容	评价标准	标准分值	评价得分
1	药材投料检查	能依据生产指令，正确地检查投料状况	20	
2	生产前检查	能检查提取浓缩岗位的人员、设备、环境以及规程、记录状态是否达到开工要求	15	
3	生产过程控制	能依据产品的标准制法和工艺规程，对提取方法、提取溶媒以及其用量，提取时间和温度等进行检查和监控	40	
4	生产后检查	能检查出岗位清场后的状态，包括设备、物料的处理、文件和记录的归整等是否达到要求	15	
5	清场合格证发放	能正确地发放合格证	5	
6	自主学习	能主动查阅资料，及时填写记录	5	
合计总分			100	

（二）学生评价

学生姓名：	
你是否参与提取浓缩监控实训？	
你都完成了哪些具体任务？	
除了完成实训任务，你还做了哪些工作？	
你认为本次实训有什么需要改进的问题吗？	
本次课你有什么收获吗？你都学到了什么？	

七、知识拓展

（一）资料查询

药品GMP（2010年版）的哪些附录与中药生产直接相关？哪些附录的条款与中药生产密切相关？

药品GMP（2010年版）附录“中药制剂”相关内容（包括但不仅限于）摘录如下，其他内容详见其全文。

中药制剂（摘录）

第二章　原　则

第三条　中药制剂的质量与中药材和中药饮片的质量、中药材前处理和中药提取工艺密切相关。应当对中药材和中药饮片的质量以及中药材前处理、中药提取工艺严格控制。在中药材前处理以及中药提取、贮存和运输过程中，应当采取措施控制微生物污染，防止变质。

第四章　厂房设施

第十条　中药提取、浓缩等厂房应当与其生产工艺要求相适应，有良好的排风、水蒸气控制及防止污染和交叉污染等设施。

第十一条　中药提取、浓缩、收膏工序宜采用密闭系统进行操作，并在线进行清洁，以防止污染和交叉污染。采用密闭系统生产的，其操作环境可在非洁净区；采用敞口方式生产的，其操作环境应当与其制剂配制操作区的洁净度级别相适应。

第十二条　中药提取后的废渣如需暂存、处理时，应当有专用区域。

第十三条　浸膏的配料、粉碎、过筛、混合等操作，其洁净度级别应当与其制剂配制操作区的洁净度级别一致。中药饮片经粉碎、过筛、混合后直接入药的，上述操作的厂房应当能够密闭，有良好的通风、除尘等设施，人员、物料进出及生产操作应当参照洁净区管理。

第五章　物　料

第十八条　接收中药材、中药饮片和中药提取物时，应当核对外包装上的标识内容。中药材外包装上至少应当标明品名、规格、产地、采收（加工）时间、调出单位、质量合格标志；中药饮片外包装上至少应当标明品名、规格、产地、产品批号、生产日期、生产企业名称、质量合格标志；中药提取物外包装上至少应当标明品名、规格、批号、生产日期、贮存条件、生产企业名称、质量合格标志。

第六章　文件管理

第二十五条　应当对从中药材的前处理到中药提取物整个生产过程中的生产、卫生和质量管理情况进行记录，并符合下列要求：

（1）当几个批号的中药材和中药饮片混合投料时，应当记录本次投料所用每批中药材和中药饮片的批号和数量。

（2）中药提取各生产工序的操作至少应当有以下记录：

①中药材和中药饮片名称、批号、投料量及监督投料记录；

②提取工艺的设备编号、相关溶剂、浸泡时间、升温时间、提取时间、提取温度、提取次数、溶剂回收等记录；

③浓缩和干燥工艺的设备编号、温度、浸膏干燥时间、浸膏数量记录；

④精制工艺的设备编号、溶剂使用情况、精制条件、收率等记录；

⑤其它工序的生产操作记录；

⑥中药材和中药饮片废渣处理的记录。

第七章　生产管理

第二十九条　在生产过程中应当采取以下措施防止微生物污染。

（一）处理后的中药材不得直接接触地面，不得露天干燥。

（二）应当使用流动的工艺用水洗涤拣选后的中药材，用过的水不得用于洗涤其它药材，不同的中药材不得同时在同一容器中洗涤。

第三十条　毒性中药材和中药饮片的操作应当有防止污染和交叉污染的措施。

第三十一条　中药材洗涤、浸润、提取用水的质量标准不得低于饮用水标准，无菌制剂的提取用水应当采用纯化水。

第三十二条　中药提取用溶剂需回收使用的，应当制定回收操作规程。回收后溶剂的再使用不得对产品造成交叉污染，不得对产品的质量和安全性有不利影响。

第八章　质量管理

第三十五条　中药提取、精制过程中使用有机溶剂的，如溶剂对产品质量和安全性有不利影响时，应当在中药提取物和中药制剂的质量标准中增加残留溶剂限度。

第三十六条　应当对回收溶剂制定与其预定用途相适应的质量标准。

（二）案例分析

2022年09月30日08：37，车间现场监控员陈某在制剂生产现场检查中发现：制粒岗位人员已于2022年09月29日17：31完成玄麦甘桔颗粒的制粒，但其批生产记录未填写“制粒时间、喷液速度、过筛目数”等内容，在与该岗位操作工某黄某的交谈中，黄某拿起笔就随意填写了与实际不相符的内容。黄某的行为可能违反了哪些规定？依据有哪些？如何寻找依据？

1.《药品管理法》（2019年修订）部分内容：

第四十四条　药品应当按照国家药品标准和经药品监督管理部门核准的生产工艺进行生产。生产、检验记录应当完整准确，不得编造。

第一百二十四条　违反本法规定，有下列行为之一的，没收违法生产、进口、销售的药品和违法所得以及专门用于违法生产的原料、辅料、包装材料和生产设备，责令停产停业整顿，并处违法生产、进口、销售的药品货值金额十五倍以上三十倍以下的罚款；货值金额不足十万元的，按十万元计算；情节严重的，吊销药品批准证明文件直至吊销药品生产许可证、药品经营许可证或者医疗机构制剂许可证，对法定代表人、主要负责人、直接负责的主管人员和其他责任人员，没收违法行为发生期间自本单位所获收入，并处所获收入百分之三十以上三倍以下的罚款，十年直至终身禁止从事药品生产经营活动，并可以由公安机关处五日以上十五日以下的拘留：

（1）未取得药品批准证明文件生产、进口药品；

（2）使用采取欺骗手段取得的药品批准证明文件生产、进口药品；

（3）使用未经审评审批的原料药生产药品；

（4）应当检验而未经检验即销售药品；

（5）生产、销售国务院药品监督管理部门禁止使用的药品；

（6）编造生产、检验记录；

（7）未经批准在药品生产过程中进行重大变更。

从药品管理法正文第四十四条明确规定“生产、检验记录应当完整准确，不得编造”，若有违反需要承担法律责任，详见第一百二十四条。看似微小的不良行为如“编造生产记录”，实则违反法律行为；若有违反，可能会面临没收违法生产的药品、责令停产停业整顿、并处高倍罚款等处罚，情节严重的甚至会面临被拘留。因此，生产现场QA员可以用法律知识的宣贯来提高操作人员的法律意识，培养操作人员知法守法的潜意识行为。

2.药品GMP（2010年修订）部分内容：

第一百五十九条　与本规范有关的每项活动均应当有记录，以保证产品生产、质量控制和质量保证等活动可以追溯。记录应当留有填写数据的足够空格。记录应当及时填写，内容真实，字迹清晰、易读，不易擦除。

从药品GMP正文第一百五十九条对记录填写的及时性、真实性均作了明确规定。因此，生产现场QA可以通过对操作人员进行合规性教育，提高操作人员的药品GMP意识。

任务二　口服固体制剂生产监控

一、学习目标

（一）知识目标

掌握口服固体制剂（颗粒剂、胶囊剂）各岗位的生产前检查、生产过程质量监控、生产结束后检查。

（二）技能目标

能够按要求完成称量配料、制粒干燥、整粒、混合、颗粒分装等岗位的生产现场质量监控，纠正不规范行为。

（三）素质目标

加强学生与岗位人员沟通，领悟制剂过程各工序衔接和协调工作的重要性；培养学生践行药品质量源于设计的理念。

二、任务描述

开展颗粒剂、胶囊剂的各岗位生产监控工作。

三、获取资讯

（一）生产前检查

表2-7　生产前检查项目、检查标准及监控频率

检查项目	检查标准	监控频率
清场合格证	应有清场合格证	一次/批
状态标识	生产状态标识：所生产药品的品名、批号应与批生产指令相符 设备状态标识：设备应有完好标识	一次/班
人员着装	整洁、规范	一次/班

（二）口服固体制剂生产质量控制

表2-8　口服固体制剂生产质量控制项目、标准及监控频率

<table>
<tr><th colspan="3">工序</th><th>质量控制项目及标准</th><th>监控频率</th></tr>
<tr><td colspan="3" rowspan="4">配料</td><td>1.环境温湿度要求：温度应18~26℃；相对湿度应45%~65%；压差≥5Pa</td><td>一次/批</td></tr>
<tr><td>2.称量与工艺要求一致、有复核</td><td>一次/批</td></tr>
<tr><td>3.执行“配料岗位操作规程”</td><td>一次/批</td></tr>
<tr><td>4.配好物料包装严密，有桶签</td><td>一次/批</td></tr>
<tr><td rowspan="10">制粒干燥</td><td colspan="2">规程</td><td>执行“制粒岗位操作规程”</td><td>一次/批</td></tr>
<tr><td rowspan="4">颗粒剂</td><td>湿法制粒</td><td>搅拌转速、混合时间</td><td>一次/批</td></tr>
<tr><td>摇摆制粒</td><td>过筛目数、筛网完整性</td><td>一次/批</td></tr>
<tr><td>干燥</td><td>进风温度、物料温度、出料温度、干燥时间</td><td>一次/批</td></tr>
<tr><td>整粒</td><td>上下层整粒过筛目数</td><td>一次/批</td></tr>
<tr><td rowspan="5">胶囊剂</td><td>槽混制粒</td><td>搅拌转速、混合时间</td><td>一次/批</td></tr>
<tr><td>摇摆制粒</td><td>过筛目数、筛网完整性</td><td>一次/批</td></tr>
<tr><td>喷雾制粒、干燥</td><td>喷液速度、喷枪压力、进风温度、物料温度、出料温度、干燥时间</td><td>一次/批</td></tr>
<tr><td>干燥</td><td>进风温度、物料温度、出料温度、干燥时间</td><td>一次/批</td></tr>
<tr><td>粉碎</td><td>过筛目数、筛网完整性</td><td>一次/批</td></tr>
</table>

续表

<table>
<tr><th colspan="3">工序</th><th>质量控制项目及标准</th><th>监控频率</th></tr>
<tr><td colspan="3">总混</td><td>机器转速、总混时间</td><td>一次/批</td></tr>
<tr><td rowspan="2">分装</td><td>胶囊剂</td><td>充填、包装、灯检</td><td>外观、装量、抛光机转速</td><td>一次/批</td></tr>
<tr><td>颗粒剂</td><td>颗粒分装</td><td>横封温度、纵封温度、装量、分装速度</td><td>一次/批</td></tr>
<tr><td colspan="3" rowspan="5">内包装</td><td>1.环境温湿度要求：温度应18~26℃；相对湿度应≤50%；压差≥10Pa</td><td>一次/批</td></tr>
<tr><td>2.检查图文样式与标样一致，规格与批包装指令一致</td><td>一次/批</td></tr>
<tr><td>3.检查产品批号、有效期至是否与批包装指令一致，正确、清楚、完整</td><td>一次/批</td></tr>
<tr><td>4.铝塑板泡罩完整、无缺片、网纹清晰，无压穿现象，板型平整规则</td><td>一次/批</td></tr>
<tr><td>5.密封性测试，无色水进入</td><td>前、中、后</td></tr>
<tr><td colspan="3" rowspan="7">外包装</td><td>1.检查纸盒、说明书、复合膜袋、纸箱等图文样式与标样一致，规格与批包装指令一致</td><td>一次/批</td></tr>
<tr><td>2.检查产品批号、有效期至、生产日期与批包装指令一致，正确、清楚、完整</td><td>一次/批</td></tr>
<tr><td>3.检查包装数量应准确</td><td>一次/批</td></tr>
<tr><td>4.检查包装袋封装严密，无色水进入</td><td>前、中、后</td></tr>
<tr><td>5.检查外箱包装牢固性</td><td>一次/批</td></tr>
<tr><td>6.发放产品合格证</td><td>一次/批</td></tr>
<tr><td>7.检查小盒与外箱有无追溯码或箱号</td><td>一次/批</td></tr>
</table>

（三）制剂处方及制法实例（中国药典2020年版）

1.玄麦甘桔颗粒

【处方】玄参80g　麦冬80g　甘草80g　桔梗80g

【制法】以上四味，加水煎煮三次，第一次1.5小时，第二、三次各1小时，合并煎液，滤过，滤液静置12小时，取上清液浓缩至相对密度为1.32~1.35（65℃）的稠膏。取稠膏，加入适量的蔗糖及糊精，制成颗粒，干燥，制成1000g；或加蔗糖适量，混匀，制成颗粒，干燥，制成600g（低蔗糖）；或加糊精适量，混匀，制成颗粒，干燥，制成500g（无蔗糖），即得。

2.羊藿三七胶囊

【处方】淫羊藿1500g　三七500g

【制法】以上二味，淫羊藿加水煎煮二次，第一次2小时，第二次1小时，合并煎液，滤过，滤液备用；三七粉碎成粗粉，加水煎煮三次，第一次3小时，第二次2小时，第三次1小时，合并煎液，滤过，滤液与上述滤液合并，减压浓缩至相对密度为1.30~1.35（80~85°C）的稠膏，干燥，粉碎成细粉，加淀粉15g，混匀，制粒，干燥，加入硬脂酸镁0.75g，混匀，装入胶囊，制成1000粒，即得。

（四）生产结束后检查

表2-9 生产结束后检查

检查项目	检查标准
生产原始记录	生产原始记录及时、规范
物料平衡	应符合规定
清场	环境、设备等清场是否合格，合格后发放“清场合格证”。地面、门窗无积灰、无结垢。各种物品摆放整齐，定置定位存放。操作间内不得存放与生产无关的杂物
本批产品遗留物	操作间内不得存放与本批产品有关的物料及记录
	工器具及容器具清洁、无异物，无本批产品的遗留物
	设备内外不得有遗留物

四、问题引导

（一）常见的制粒方法有哪些？各有什么优缺点？

____

____

____

（二）常见的混合方法有哪些？各有什么优缺点？

____

____

____

（三）玄麦甘桔颗粒、羊藿三七胶囊在制粒、干燥、混合以及分装环节至少包括哪些关键工艺参数？

____

____

____

五、任务实施

生产任务：生产“**玄麦甘桔颗粒**”一批25万袋，包装规格：5g/袋（无蔗糖）。

生产处方：玄参200kg 麦冬200kg 甘草200kg 桔梗200kg

生产制法：上一个生产任务已完成了“玄麦甘桔颗粒”提取浓缩，制得稠膏。即取其稠膏，加糊精适量，混匀，制成颗粒，干燥，制成500g（无蔗糖），即得。

现场监控员按工厂规定的更衣程序和时间要求，提前10分钟到达工作岗位，开展以下工作。

（一）制剂领料监控

依据生产指令，核对待生产制剂产品是否为“玄麦甘桔颗粒”，其规格、批号和批量是否与批生产指令一致，检查物料是否为“玄麦甘桔颗粒”的稠膏，辅料是否为糊精，核实理论领料量与实际领料量是否符合生产需求，检查是否存在超处方领料的现象，并在制剂领料监控记录中如实记录，见表2-10。若在检查过程中出现与批生产指令不相符、投料量不符合生产要求、超处方投料等现象，则要求立即停止生产，通知生产、质量管理相关部门或车间，发起不符合项的调查，如发起变更、偏差。待调查清楚后经批准方可进行下一步生产。

表2-10　制剂领料监控记录

品名			规格	
批号			批量	
物料名称	物料代码	物料批号	理论领料量	实际领料量
领料人			日期	
复核人			日期	
监控人			日期	

（二）称量配料岗位监控

1. 生产前检查　人员着装应整洁、规范；应有有效期内的清场合格证；应有正确的生产状态标识和设备状态标识；应有与本批次产品生产有关的空白原始记录，并在称量配料岗位现场监控记录中如实记录，见表2-11。

变更称量工具，必须通过计量检定，并符合“计量器具管理规程”与“计量校验管理规程”相关要求，检定或校验合格后使用。

2. 生产过程监控　依据本批次生产制剂产品“玄麦甘桔颗粒”的标准制法、生产工艺规程和岗位操作规程，核查生产环境、称量误差、配料过程（每锅的稠膏量、糊精量以及纯化水用量应是相对固定的）是否符合要求，状态标识是否正确或者及时更换，如称量时发现物料性状异常、数量短少、衡器异常、混药等可能影响质量的潜在因素时应及时查找原因，给予纠正或处理，确认不对产品质量产生影响时方可继续生产，并在称量配料岗位监控记录中如实记录，见表2-11。

3. 生产结束检查　①检查岗位生产原始记录是否及时、规范，检查产品收率是否符合规定。②检查地面、门窗无积灰、无结垢。③各种物品摆放整齐，定置定位存放。操作间内不得存放与生产无关的杂物。④工器具、容器及设备内外不得有本批次产品遗留物，并在称量配料岗位监控记录中如实记录，见表2-11。检查环境、设备等清场是否合格，合格后发放“清场合格证”。若清场不合格，则纠偏至合格。

表2-11　称量配料岗位现场监控记录

品名		批号		监控人	
批量		监控日期			
检查项目			检查结果		
生产前 1.人员着装应整洁、规范 2.应有清场合格证 3.状态标识（生产状态标识、设备状态标识） 4.应有空白原始记录			1.符合规定□　不符合规定□ 2.有□　无□ 3.清晰正确□　不清晰或不正确□ 4.有□　无□		
生产过程监控			结论		日期
生产环境	温度： 相对湿度： 压差：		符合要求□　不符合要求□		
称量相对误差≤1%	台秤最小感量值： 相对称量误差最大值：		符合要求□　不符合要求□		
配料			符合要求□　不符合要求□		
状态标识			符合要求□　不符合要求□		
生产结束 1.生产原始记录及时、规范 2.收率符合规定 3.清场：环境、设备等清场是否合格，合格后发放“清场合格证”。地面、门窗无积灰、无结垢。各种物品摆放整齐，定置定位存放。操作间内不得存放与生产无关的杂物 4.本批产品遗留物： 4.1 操作间内不得存放与本批产品有关的物料及记录 4.2 工器具及容器具清洁、无异物，无本批产品的遗留物 4.3 设备内外不得有遗留物			1.符合要求□　不符合要求□ 2.符合规定□　不符合要求□ 3.合格□　不合格□ 4.1 符合要求□　不符合要求□ 4.2 符合要求□　不符合要求□ 4.3 符合要求□　不符合要求□		
备注					

（三）制粒、干燥、整粒岗位监控

1.生产前检查　人员着装应整洁、规范；应有有效期内的清场合格证；应有正确的生产状态标识和设备状态标识；应有与本批次产品生产有关的空白原始记录，并在制粒、干燥、整粒岗位现场监控记录中如实记录，见表2-12。

制粒设备的改变、原辅料的改变、制备方法的改变、清洁消毒方式的改变、检验方法的改变等应进行验证，评价符合标准后按“更控制管理规程”进行变更，批准后使用。

2.生产过程监控　依据本批次生产制剂产品“玄麦甘桔颗粒”的标准制法、生产工艺规程和岗位操作规程，核查生产环境是否符合要求，检查制粒搅拌、混合时间、过筛目数、筛网完整性等是否符合要求，干燥时的温度、时间以及出料温度等是否符合要求，整粒筛网的目数以及完整性是否符合要求，如在监控过程发现有不符合项，应纠偏至合格，并在制粒、干燥、整粒岗位监控记录中如实记录，见表2-12。

3. 生产结束检查 ①检查岗位生产原始记录是否及时、规范，检查产品收率是否符合规定。②检查地面、门窗无积灰、无结垢。③各种物品摆放整齐，定置定位存放。操作间内不得存放与生产无关的杂物。④工器具、容器及设备内外不得有本批次产品遗留物，并在制粒、干燥、整粒岗位监控记录中如实记录，见表2-12。检查环境、设备等清场是否合格，合格后发放“清场合格证”。若清场不合格，则纠偏至合格。

表2-12 制粒干燥、整粒岗位现场监控记录

<table>
<tr><th>品名</th><th></th><th>批号</th><th></th><th>监控人</th><th></th></tr>
<tr><td>批量</td><td></td><td>监控日期</td><td colspan="3"></td></tr>
<tr><td colspan="3">检查项目</td><td colspan="3">检查结果</td></tr>
<tr><td colspan="3">生产前
1.人员着装应整洁、规范
2.应有清场合格证
3.状态标识（生产状态标识、设备状态标识）
4.应有空白原始记录</td><td colspan="3">1.符合规定□ 不符合规定 □
2.有 □ 无 □
3.清晰正确□ 不清晰或不正确□
4.有 □ 无 □</td></tr>
<tr><td colspan="3">生产过程监控</td><td colspan="2">结论</td><td>日期</td></tr>
<tr><td>生产环境</td><td colspan="2">温度： 相对湿度： 压差：</td><td colspan="2">符合要求□ 不符合要求□</td><td></td></tr>
<tr><td rowspan="7">制粒</td><td colspan="2">制粒时间：</td><td colspan="2">符合要求□ 不符合要求□</td><td rowspan="11"></td></tr>
<tr><td colspan="2">搅拌（150r/min）：</td><td colspan="2">符合要求□ 不符合要求□</td></tr>
<tr><td colspan="2">干混合时间（20s）：</td><td colspan="2">符合要求□ 不符合要求□</td></tr>
<tr><td colspan="2">搅拌混合（30~60s）：</td><td colspan="2">符合要求□ 不符合要求□</td></tr>
<tr><td colspan="2">喷液速度： 转/分；
喷枪雾化气压： MPa</td><td colspan="2">符合要求□ 不符合要求□</td></tr>
<tr><td colspan="2">过筛目数（16目）：</td><td colspan="2">符合要求□ 不符合要求□</td></tr>
<tr><td colspan="2">筛网完整性：</td><td colspan="2">符合要求□ 不符合要求□</td></tr>
<tr><td rowspan="4">干燥</td><td colspan="2">进风温度（≤120℃）：</td><td colspan="2">符合要求□ 不符合要求□</td></tr>
<tr><td colspan="2">干燥温度（80~90℃）：</td><td colspan="2">符合要求□ 不符合要求□</td></tr>
<tr><td colspan="2">干燥时间（20~30min）：</td><td colspan="2">符合要求□ 不符合要求□</td></tr>
<tr><td colspan="2">出料温度（<60℃）：</td><td colspan="2">符合要求□ 不符合要求□</td></tr>
<tr><td rowspan="2">整粒</td><td colspan="2">整粒筛网目数上层（10目）： 目
下层（40目）： 目</td><td colspan="2">符合要求□ 不符合要求□</td><td rowspan="2"></td></tr>
<tr><td colspan="2">筛网完整性：</td><td colspan="2">符合要求□ 不符合要求□</td></tr>
<tr><td>合格收率</td><td colspan="2"></td><td colspan="2">符合要求□ 不符合要求□</td><td></td></tr>
</table>

续表

生产结束 1.生产原始记录及时、规范 2.收率符合规定 3.清场：环境、设备等清场是否合格，合格后发放“清场合格证”。地面、门窗无积灰、无结垢。各种物品摆放整齐，定置定位存放。操作间内不得存放与生产无关的杂物 4.本批产品遗留物： 4.1 操作间内不得存放与本批产品有关的物料及记录 4.2 工器具及容器具清洁、无异物，无本批产品的遗留物 4.3 设备内外不得有遗留物	1.符合要求□　不符合要求□ 2.符合规定□　不符合要求□ 3.合格　□　不合格　□ 4.1 符合要求□　不符合要求□ 4.2 符合要求□　不符合要求□ 4.3 符合要求□　不符合要求□
备注	

（四）总混岗位监控

1.生产前检查　人员着装应整洁、规范；应有有效期内的清场合格证；应有正确的生产状态标识和设备状态标识；应有与本批次产品生产有关的空白原始记录，并在总混岗位现场监控记录中如实记录，见表2-13。

设备的改变、混合方法的改变、清洁消毒方式的改变等应进行验证，评价符合标准后按《更控制管理规程》进行变更，批准后使用。

2.生产过程监控　依据本批次生产制剂产品“玄麦甘桔颗粒”的标准制法、生产工艺规程和岗位操作规程，核查生产环境是否符合要求，检查混合机转速、混合时间等是否符合要求，计算收率的结果是否符合要求，如有偏离操作规程，中间产品检验不合格，时间超限等影响质量的关键因素发生，停止操作，发起偏差调查至经批准后方可进行下一步，并在总混岗位监控记录中如实记录，见表2-13。

3.生产结束检查　①检查岗位生产原始记录是否及时、规范，检查产品收率是否符合规定。②检查地面、门窗无积灰、无结垢。③各种物品摆放整齐，定置定位存放。操作间内不得存放与生产无关的杂物。④工器具、容器及设备内外不得有本批次产品遗留物，并在总混岗位监控记录中如实记录，见表2-13。检查环境、设备等清场是否合格，合格后发放“清场合格证”。若清场不合格，则纠偏至合格。

表2-13　总混岗位现场监控记录

品名		批号		监控人	
批量		监控日期			
检查项目			检查结果		
生产前 1.人员着装应整洁、规范 2.应有清场合格证 3.状态标识（生产状态标识、设备状态标识） 4.应有空白原始记录			 1.符合规定□　不符合规定　□ 2.有　□　无　□ 3.清晰正确□　不清晰或不正确□ 4.有　□　无　□		

续表

生产过程监控		结论	日期
生产环境	温度： 相对湿度应： 压差：	符合要求□ 不符合要求□	
总混	混合机转速（8rpm）：	符合要求□ 不符合要求□	
	混合时间（10min）：	符合要求□ 不符合要求□	
收率		符合要求□ 不符合要求□	
生产结束 1.生产原始记录及时、规范 2.收率符合规定 3.清场：环境、设备等清场是否合格，合格后发放“清场合格证”。地面、门窗无积灰、无结垢。各种物品摆放整齐，定置定位存放。操作间内不得存放与生产无关的杂物 4.本批产品遗留物： 4.1 操作间内不得存放与本批产品有关的物料及记录 4.2 工器具及容器具清洁、无异物，无本批产品的遗留物 4.3 设备内外不得有遗留物		1.符合要求□ 不符合要求□ 2.符合规定□ 不符合要求□ 3.合格 □ 不合格 □ 4.1 符合要求□ 不符合要求□ 4.2 符合要求□ 不符合要求□ 4.3 符合要求□ 不符合要求□	
备注			

（五）颗粒分装岗位监控

1.生产前检查 人员着装应整洁、规范；应有有效期内的清场合格证；应有正确的生产状态标识和设备状态标识；应有与本批次产品生产有关的空白原始记录，并在颗粒分装岗位现场监控记录中如实记录，见表2-14。

颗粒分装设备的改变、药用复合膜供应商的改变、清洁消毒方式的改变、检验方法的改变等应进行验证，评价符合标准后按“变更控制管理规程”进行变更，批准后使用。

2.生产过程监控 依据本批次生产制剂产品“玄麦甘桔颗粒”的标准制法、生产工艺规程和岗位操作规程，核查生产环境是否符合要求，检查印制的批号、生产日期、有效期是否正确，检查纵封和横封的温度、分装的速度等是否符合要求，检查密封性是否良好，记录10个空袋重量并计算平均重量，依次检查装量差异是否符合要求，计算收率和物料平衡的结果是否符合要求，如有偏离操作规程，中间控制监测、中间产品检验不合格，中间清洁不合格等影响质量的关键因素发生，应停止操作，发起偏差调查至经批准后方可进行下一步，并在颗粒分装岗位监控记录中如实记录，见表2-14。

3.生产结束检查 ①检查岗位生产原始记录是否及时、规范，检查产品收率是否符合规定。②检查地面、门窗无积灰、无结垢。③各种物品摆放整齐，定置定位存放。操作间内不得存放与生产无关的杂物。④工器具、容器及设备内外不得有本批次产品遗留物，并在颗粒分装岗位监控记录中如实记录，见表2-14。检查环境、设备等清场是否合格，合格后发放“清场合格证”。若清场不合格，则纠偏至合格。

表2-14　颗粒分装岗位现场监控记录

<table>
<tr><td>品名</td><td colspan="2"></td><td>规格</td><td colspan="3"></td><td>批量</td><td></td><td>监控人</td><td></td></tr>
<tr><td>批号</td><td colspan="3"></td><td colspan="3">监控日期</td><td colspan="4"></td></tr>
<tr><td colspan="7">检查项目</td><td colspan="4">检查结果</td></tr>
<tr><td colspan="7">生产前
1.人员着装应整洁、规范
2.应有清场合格证
3.状态标识（生产状态标识、设备状态标识）
4.应有空白原始记录</td><td colspan="4">1.符合规定□　不符合规定　□
2.有　□　无　□
3.清晰正确□　不清晰或不正确□
4.有　□　无　□</td></tr>
<tr><td colspan="7">生产过程监控</td><td colspan="3">结论</td><td>日期</td></tr>
<tr><td>环境</td><td colspan="6">温度：　　　　相对湿度：</td><td colspan="3">符合要求□　不符合要求□</td><td></td></tr>
<tr><td rowspan="3">印制内容</td><td colspan="6">生产日期：</td><td rowspan="3" colspan="3">符合要求□　不符合要求□</td><td rowspan="3"></td></tr>
<tr><td colspan="6">产品批号：</td></tr>
<tr><td colspan="6">有效期至：</td></tr>
<tr><td rowspan="7">分装过程</td><td colspan="6">纵封温度（140℃ ± 25℃）：________℃
横封温度（125℃ ± 25℃）：________℃</td><td rowspan="2" colspan="3">符合要求□　不符合要求□</td><td rowspan="7"></td></tr>
<tr><td colspan="6">颗粒分装速度（80~110袋/分钟）：__袋/分钟</td></tr>
<tr><td colspan="6">密封性：</td><td colspan="3">符合要求□　不符合要求□</td></tr>
<tr><td colspan="6">10个空袋重量</td><td rowspan="4" colspan="3">符合要求□　不符合要求□</td></tr>
<tr><td></td><td></td><td></td><td></td><td></td><td rowspan="2">平均重量：</td></tr>
<tr><td></td><td></td><td></td><td></td><td></td></tr>
<tr><td colspan="6">装量差异（5.0g ± 6%）：</td></tr>
<tr><td>收率</td><td colspan="6"></td><td colspan="3">符合要求□　不符合要求□</td><td></td></tr>
<tr><td>物料平衡</td><td colspan="6"></td><td colspan="3">符合要求□　不符合要求□</td><td></td></tr>
<tr><td colspan="7">生产结束
1.生产原始记录及时、规范
2.收率符合规定
3.清场：环境、设备等清场是否合格，合格后发放“清场合格证”。地面、门窗无积灰、无结垢。各种物品摆放整齐，定置定位存放。操作间内不得存放与生产无关的杂物
4.本批产品遗留物：
4.1 操作间内不得存放与本批产品有关的物料及记录
4.2 工器具及容器具清洁、无异物，无本批产品的遗留物
4.3 设备内外不得有遗留物</td><td colspan="4">1.符合要求　□　不符合要求□
2.符合规定　□　不符合要求□
3.合格　□　不合格　□

4.1 符合要求□　不符合要求□
4.2 符合要求□　不符合要求□
4.3 符合要求□　不符合要求□</td></tr>
<tr><td colspan="11">备注</td></tr>
</table>

（六）外包岗位监控

1.生产前检查 人员着装应整洁、规范；应有有效期内的清场合格证；应有正确的生产状态标识和设备状态标识；应有与本批次产品生产有关的空白原始记录，并在外包岗位现场监控记录中如实记录，见表2-15。

变更关键设备、工艺、质量标准及检测方法，必须经过验证，评价符合标准后按“变更控制管理规程”进行变更，经批准后使用。

2.生产过程监控 依据本批次生产制剂产品“玄麦甘桔颗粒”的标准制法、生产工艺规程和岗位操作规程，核查生产环境是否符合要求，检查包装材料印制产品的名称、规格、批号等内容与实际产品的一致性，监控频率等是否符合要求，计算收率和物料平衡的结果是否符合要求，如有发现技术参数异常，“待印制品”与“已印制品”混淆，物料不平衡，超过时限等，可能影响质量的潜在因素，停止操作，发起偏差调查至经批准后方可进行下一步操作，并在外包岗位监控记录中如实记录，见表2-15。

3.生产结束检查 ①检查岗位生产原始记录是否及时、规范，检查产品收率是否符合规定。②检查地面、门窗无积灰、无结垢。③各种物品摆放整齐，定置定位存放。操作间内不得存放与生产无关的杂物。④工器具、容器及设备内外不得有本批次产品遗留物，并在外包岗位监控记录中如实记录，见表2-15。检查环境、设备等清场是否合格，合格后发放“清场合格证”。若清场不合格，则纠偏至合格。

表2-15 外包岗位现场监控记录

<table>
<tr><td>品名</td><td colspan="2"></td><td>规格</td><td></td><td>批量</td><td></td><td>监控人</td><td></td></tr>
<tr><td>批号</td><td colspan="3"></td><td>监控日期</td><td colspan="4"></td></tr>
<tr><td colspan="5">检查项目</td><td colspan="4">检查结果</td></tr>
<tr><td colspan="5">生产前
1.人员着装应整洁、规范
2.应有清场合格证
3.状态标识（生产状态标识、设备状态标识）
4.应有空白原始记录</td><td colspan="4">1.符合规定□ 不符合规定 □
2.有 □ 无 □
3.清晰正确□ 不清晰或不正确□
4.有 □ 无 □</td></tr>
<tr><td colspan="5">生产过程监控</td><td colspan="3">结论</td><td>日期</td></tr>
<tr><td rowspan="4">物料核对（名称、批号、规格是否一致）</td><td colspan="4">待包装产品：</td><td colspan="3" rowspan="4">符合要求□ 不符合要求□</td><td rowspan="4"></td></tr>
<tr><td colspan="4">说明书：</td></tr>
<tr><td colspan="4">纸盒：</td></tr>
<tr><td colspan="4">纸箱：</td></tr>
<tr><td rowspan="2">监控频率</td><td>前</td><td>中</td><td colspan="2">后</td><td colspan="3" rowspan="2">符合要求□ 不符合要求□</td><td rowspan="2"></td></tr>
<tr><td></td><td></td><td colspan="2"></td></tr>
<tr><td>收率</td><td colspan="4"></td><td colspan="3">符合要求□ 不符合要求□</td><td></td></tr>
<tr><td rowspan="3">物料平衡</td><td colspan="4"></td><td colspan="3">符合要求□ 不符合要求□</td><td rowspan="3"></td></tr>
<tr><td colspan="4"></td><td colspan="3">符合要求□ 不符合要求□</td></tr>
<tr><td colspan="4"></td><td colspan="3">符合要求□ 不符合要求□</td></tr>
</table>

续表

生产结束 1.生产原始记录及时、规范 2.收率符合规定 3.清场：环境、设备等清场是否合格，合格后发放“清场合格证”。地面、门窗无积灰、无结垢。各种物品摆放整齐，定置定位存放。操作间内不得存放与生产无关的杂物 4.本批产品遗留物： 4.1 操作间内不得存放与本批产品有关的物料及记录 4.2 工器具及容器具清洁、无异物，无本批产品的遗留物 4.3 设备内外不得有遗留物	1.符合要求 □　不符合要求□ 2.符合规定 □　不符合要求□ 3.合格 □　不合格 □ 4.1 符合要求□　不符合要求□ 4.2 符合要求□　不符合要求□ 4.3 符合要求□　不符合要求□
备注	

六、固体制剂其他剂型涉及岗位

（一）粉碎岗位监控

1.生产前检查 人员着装应整洁、规范；应有有效期内的清场合格证；应有正确的生产状态标识和设备状态标识；应有与本批次产品生产有关的空白原始记录，并在粉碎岗位现场监控记录中如实记录，见表2-16。

设备的改变、粉碎方法的改变、清洁消毒方式的改变等应进行验证，评价符合标准后按“更控制管理规程”进行变更，批准后使用。

2.生产过程监控 依据本批次生产制剂产品的标准制法、生产工艺规程和岗位操作规程，核查生产环境是否符合要求，检查筛网完整性、过筛目数等是否符合要求，计算收率和物料平衡的结果是否符合要求，如在监控过程发现有不符合项，应纠偏至合格，并在粉碎岗位监控记录中如实记录，见表2-16。

3.生产结束检查 ①检查岗位生产原始记录是否及时、规范，检查产品收率是否符合规定。②检查地面、门窗无积灰、无结垢。③各种物品摆放整齐，定置定位存放。操作间内不得存放与生产无关的杂物。④工器具、容器及设备内外不得有本批次产品遗留物，并在粉碎岗位监控记录中如实记录，见表2-16。检查环境、设备等清场是否合格，合格后发放“清场合格证”。若清场不合格，则纠偏至合格。

表2-16 粉碎岗位现场监控记录

品名		批号		监控人	
批量		监控日期			
检查项目			检查结果		
生产前 1.人员着装应整洁、规范 2.应有清场合格证 3.状态标识（生产状态标识、设备状态标识） 4.应有空白原始记录			1.符合规定□　不符合规定 □ 2.有 □　无 □ 3.清晰正确□　不清晰或不正确□ 4.有 □　无 □		

续表

生产过程监控		结论	日期
生产环境	温度： 相对湿度应： 压差：	符合要求□ 不符合要求□	
粉碎	过筛目数：	符合要求□ 不符合要求□	
	筛网完整性：	符合要求□ 不符合要求□	
收率		符合要求□ 不符合要求□	
物料平衡		符合要求□ 不符合要求□	
生产结束 1.生产原始记录及时、规范 2.收率符合规定 3.清场：环境、设备等清场是否合格，合格后发放“清场合格证”。地面、门窗无积灰、无结垢。各种物品摆放整齐，定置定位存放。操作间内不得存放与生产无关的杂物 4.本批产品遗留物： 4.1 操作间内不得存放与本批产品有关的物料及记录 4.2 工器具及容器具清洁、无异物，无本批产品的遗留物 4.3 设备内外不得有遗留物		1.符合要求 □ 不符合要求□ 2.符合规定 □ 不符合要求□ 3.合格 □ 不合格 □ 4.1 符合要求□ 不符合要求□ 4.2 符合要求□ 不符合要求□ 4.3 符合要求□ 不符合要求□	
备注			

（二）胶囊填充岗位监控

1.生产前检查 人员着装应整洁、规范；应有有效期内的清场合格证；应有正确的生产状态标识和设备状态标识；应有与本批次产品生产有关的空白原始记录，并在胶囊填充岗位现场监控记录中如实记录，见表2-17。

设备的改变、填充方法的改变、清洁消毒方式的改变等应进行验证，评价符合标准后按“更控制管理规程”进行变更，批准后使用。

2.生产过程监控 依据本批次生产制剂产品的标准制法、生产工艺规程和岗位操作规程，核查生产环境是否符合要求，检查速度、密封性、抛光等是否满足要求，记录20个空胶囊的重量，检查装量差异是否符合要求，检查填充质量，包括外观、锁口、重量差异，计算收率和物料平衡的结果是否符合要求，如有偏离操作规程，中间控制监测、中间产品检验不合格，中间清洁不合格等影响质量的关键因素发生，停止操作，发起偏差调查至经批准后方可进行下一步，并在胶囊填充岗位监控记录和胶囊填充质量检查记录中如实记录，见表2-17、表2-18。

3.生产结束检查 ①检查岗位生产原始记录是否及时、规范，检查产品收率是否符合规定。②检查地面、门窗无积灰、无结垢。③各种物品摆放整齐，定置定位存放。操作间内不得存放与生产无关的杂物。④工器具、容器及设备内外不得有本批次产品遗留物，并在胶囊填充岗位监控记录中如实记录，见表2-17。检查环境、设备等清场是否合格，合格后发放“清场合格证”。若清场不合格，则纠偏至合格。

表2-17　胶囊填充岗位现场监控记录

品名		规格		批量	
批号		监控日期		监控人	

检查项目	检查结果
生产前 1.人员着装应整洁、规范 2.应有清场合格证 3.状态标识（生产状态标识、设备状态标识） 4.应有空白原始记录	1.符合规定□　不符合规定□ 2.有□　无□ 3.清晰正确□　不清晰或不正确□ 4.有□　无□

生产过程监控		结论	日期
环境	温度：　相对湿度：　压差：	符合要求□　不符合要求□	
充填抛光灯检	速度：________≤粒/分钟	符合要求□　不符合要求□	
	密封性：	符合要求□　不符合要求□	
	装量差异：	符合要求□　不符合要求□	
	20粒空囊重量		
	抛光灯检：	符合要求□　不符合要求□	
收率		符合要求□　不符合要求□	
物料平衡		符合要求□　不符合要求□	

20粒空囊重量							

生产结束 1.生产原始记录及时、规范 2.收率符合规定 3.清场：环境、设备等清场是否合格，合格后发放“清场合格证”。地面、门窗无积灰、无结垢。各种物品摆放整齐，定置定位存放。操作间内不得存放与生产无关的杂物 4.本批产品遗留物： 4.1 操作间内不得存放与本批产品有关的物料及记录 4.2 工器具及容器具清洁、无异物，无本批产品的遗留物 4.3 设备内外不得有遗留物	1.符合要求□　不符合要求□ 2.符合规定□　不符合要求□ 3.合格□　不合格□ 4.1 符合要求□　不符合要求□ 4.2 符合要求□　不符合要求□ 4.3 符合要求□　不符合要求□
备注	

表2-18　胶囊填充质量检查记录

产品名称		产品批号		规格	
生产日期		班次		监控人员	

生产环境要求		检查结果
温度	18~26℃	
相对湿度	≤50%	
外观质量检查		

续表

产品名称		产品批号		规格			
重量差异限度（含空胶囊重）：			单位：（g）				
时间	重量检查数据					检查项目	判定
						重量差异	符合规定□　不符合规定□
						胶囊锁口	符合规定□　不符合规定□
						外观	符合规定□　不符合规定□
						备注	
						重量差异	符合规定□　不符合规定□
						胶囊锁口	符合规定□　不符合规定□
						外观	符合规定□　不符合规定□
						备注	
						重量差异	符合规定□　不符合规定□
						胶囊锁口	符合规定□　不符合规定□
						外观	符合规定□　不符合规定□
						备注	

（三）铝塑分装岗位监控

1.生产前检查 人员着装应整洁、规范；应有有效期内的清场合格证；应有正确的生产状态标识和设备状态标识；应有与本批次产品生产有关的空白原始记录，并在铝塑岗位现场监控记录中如实记录，见表2-19。

设备的改变、分装方法的改变、清洁消毒方式的改变等应进行验证，评价符合标准后按“更控制管理规程”进行变更，批准后使用。

2.生产过程监控 依据本批次生产制剂产品的标准制法、生产工艺规程和岗位操作规程，核查生产环境是否符合要求，检查印制的批号、有效期是否正确，检查热封温度设置、上板和下板的温度、压缩空气压力、模具和每板粒数等是否符合要求，检查密封性是否良好，计算收率和物料平衡的结果是否符合要求，如有偏离操作规程，中间控制监测、中间产品检验不合格，中间清洁不合格等影响质量的关键因素发生，停止操作，发起偏差调查至经批准后方可进行下一步，并在铝塑分装岗位监控记录中如实记录，见表2-19。

3.生产结束检查 ①检查岗位生产原始记录是否及时、规范，检查产品收率是否符合规定。②检查地面、门窗无积灰、无结垢。③各种物品摆放整齐，定置定位存放。操作间内不得存放与生产无关的杂物。④工器具、容器及设备内外不得有本批次产品遗留物，并在铝塑分装岗位监控记录中如实记录，见表2-19。检查环境、设备等清场是否合格，合格后发放“清场合格证”。若清场不合格，则纠偏至合格。

表2-19　铝塑分装岗位现场监控记录

<table>
<tr><td>品名</td><td></td><td>规格</td><td></td><td>批号</td><td></td><td>监控人</td><td></td></tr>
<tr><td>批量</td><td colspan="3"></td><td colspan="2">监控日期</td><td colspan="2"></td></tr>
<tr><td colspan="5">检查项目</td><td colspan="3">检查结果</td></tr>
<tr><td colspan="5">生产前
1.人员着装应整洁、规范
2.应有清场合格证
3.状态标识（生产状态标识、设备状态标识）
4.应有空白原始记录</td><td colspan="3">1.符合规定□　不符合规定□
2.有□　无□
3.清晰正确□　不清晰或不正确□
4.有□　无□</td></tr>
<tr><td colspan="5">生产过程监控</td><td colspan="2">结论</td><td>日期</td></tr>
<tr><td>环境</td><td colspan="4">温度：　相对湿度：</td><td colspan="2">符合要求□　不符合要求□</td><td></td></tr>
<tr><td rowspan="2">印制内容</td><td colspan="4">产品批号：</td><td colspan="2" rowspan="2">符合要求□　不符合要求□</td><td rowspan="2"></td></tr>
<tr><td colspan="4">有效期至：</td></tr>
<tr><td rowspan="3">分装过程</td><td colspan="4">热封设定温度：______℃，上板设定温度：______℃</td><td colspan="2" rowspan="2">符合要求□　不符合要求□</td><td rowspan="3"></td></tr>
<tr><td colspan="4">下板设定温度：______℃，压缩空气：______Mpa
模　具：______#，每　板：______粒</td></tr>
<tr><td colspan="4">密封性：</td><td colspan="2">符合要求□　不符合要求□</td></tr>
<tr><td>收率</td><td colspan="4"></td><td colspan="2">符合要求□　不符合要求□</td><td></td></tr>
<tr><td>物料平衡</td><td colspan="4"></td><td colspan="2">符合要求□　不符合要求□</td><td></td></tr>
<tr><td colspan="5">生产结束
1.生产原始记录及时、规范
2.收率符合规定
3.清场：环境、设备等清场是否合格，合格后发放“清场合格证”。地面、门窗无积灰、无结垢。各种物品摆放整齐，定置定位存放。操作间内不得存放与生产无关的杂物
4.本批产品遗留物：
4.1 操作间内不得存放与本批产品有关的物料及记录
4.2 工器具及容器具清洁、无异物，无本批产品的遗留物
4.3 设备内外不得有遗留物</td><td colspan="3">1.符合要求□　不符合要求□
2.符合规定□　不符合要求□
3.合格□　不合格□

4.1 符合要求□　不符合要求□
4.2 符合要求□　不符合要求□
4.3 符合要求□　不符合要求□</td></tr>
<tr><td colspan="8">备注</td></tr>
</table>

（四）塑瓶分装岗位监控

1.生产前检查　人员着装应整洁、规范；应有有效期内的清场合格证；应有正确的生产状态标识和设备状态标识；应有与本批次产品生产有关的空白原始记录，并在塑瓶分装岗位现场监控记录中如实记录，见表2-20。

设备的改变、分装方法的改变、清洁消毒方式的改变等应进行验证或确认，评价符合标准后按“更控制管理规程”进行变更，批准后使用。

2.生产过程监控 依据本批次生产制剂产品的标准制法、生产工艺规程和岗位操作规程，核查生产环境、塑瓶规格是否符合要求，检查印制的批号、生产日期、有效期是否正确，检查数粒机模具、速度等是否符合要求，检查装量差异、密封性是否良好，检查塑瓶分装质量包括数量、封口、批号印制等，计算收率和物料平衡的结果是否符合要求，如有偏离操作规程，中间控制监测、中间产品检验不合格，中间清洁不合格等影响质量的关键因素发生，停止操作，发起偏差调查至经批准后方可进行下一步，并在塑瓶分装岗位监控记录中如实记录，见表2-20、表2-21。

3.生产结束检查 ①检查岗位生产原始记录是否及时、规范，检查产品收率是否符合规定。②检查地面、门窗无积灰、无结垢。③各种物品摆放整齐，定置定位存放。操作间内不得存放与生产无关的杂物。④工器具、容器及设备内外不得有本批次产品遗留物，并在塑瓶分装岗位监控记录中如实记录，见表2-20。检查环境、设备等清场是否合格，合格后发放“清场合格证”。若清场不合格，则纠偏至合格。

表2-20 塑瓶分装岗位现场监控记录

<table>
<tr><td>品名</td><td></td><td>规格</td><td></td><td>批量</td><td></td><td>批号</td><td></td></tr>
<tr><td>监控人</td><td colspan="3"></td><td colspan="2">监控日期</td><td colspan="2"></td></tr>
<tr><td colspan="5">检查项目</td><td colspan="3">检查结果</td></tr>
<tr><td colspan="5">生产前
1.人员着装应整洁、规范
2.应有清场合格证
3.状态标识（生产状态标识、设备状态标识）
4.应有空白原始记录</td><td colspan="3">1.符合规定□ 不符合规定 □
2.有 □ 无 □
3.清晰正确□ 不清晰或不正确□
4.有 □ 无 □</td></tr>
<tr><td colspan="5">生产过程监控</td><td colspan="2">结论</td><td>日期</td></tr>
<tr><td colspan="2">环境</td><td colspan="3">温度： 相对湿度：</td><td colspan="2">符合要求□ 不符合要求□</td><td></td></tr>
<tr><td colspan="2">塑瓶规格</td><td colspan="3"></td><td colspan="2" rowspan="2">符合要求□ 不符合要求□</td><td rowspan="2"></td></tr>
<tr><td colspan="2">数粒机模具、速度</td><td colspan="3">______#模具，______粒/瓶，下料速度≤______瓶/分</td></tr>
<tr><td colspan="2" rowspan="2">分装过程</td><td colspan="3">装量差异：</td><td colspan="2" rowspan="2">符合要求□ 不符合要求□</td><td rowspan="2"></td></tr>
<tr><td colspan="3">密封性：</td></tr>
<tr><td rowspan="4">贴标</td><td rowspan="3">印制内容</td><td colspan="3">生产日期：</td><td colspan="2" rowspan="3">符合要求□ 不符合要求□</td><td rowspan="3"></td></tr>
<tr><td colspan="3">产品批号：</td></tr>
<tr><td colspan="3">有效期至：</td></tr>
<tr><td>位置</td><td colspan="3"></td><td colspan="2">符合要求□ 不符合要求□</td><td></td></tr>
<tr><td colspan="2">收率</td><td colspan="3"></td><td colspan="2">符合要求□ 不符合要求□</td><td></td></tr>
<tr><td colspan="2">物料平衡</td><td colspan="3"></td><td colspan="2">符合要求□ 不符合要求□</td><td></td></tr>
</table>

续表

生产结束 1.生产原始记录及时、规范 2.收率符合规定 3.清场：环境、设备等清场是否合格，合格后发放“清场合格证”。地面、门窗无积灰、无结垢。各种物品摆放整齐，定置定位存放。操作间内不得存放与生产无关的杂物	1.符合要求 □　不符合要求□ 2.符合规定 □　不符合要求□ 3.合格 □　不合格 □
4.本批产品遗留物： 4.1 操作间内不得存放与本批产品有关的物料及记录 4.2 工器具及容器具清洁、无异物，无本批产品的遗留物 4.3 设备内外不得有遗留物	4.1 符合要求□　不符合要求□ 4.2 符合要求□　不符合要求□ 4.3 符合要求□　不符合要求□
备注	

表2-21　瓶分装质量检查记录

产品名称		产品批号		规格	
生产日期		班次		监控人员	

环境条件	生产要求		检查结果
	温度	18~26℃	
	相对湿度	≤65%	

外观质量检查

时间	装量检查数据					检查项目	判定	
						封口是否严密	符合规定□	不符合规定□
						粒（片）/瓶	符合规定□	不符合规定□
						批号	符合规定□	不符合规定□
						备注		
						封口是否严密	符合规定□	不符合规定□
						粒（片）/瓶	符合规定□	不符合规定□
						批号	符合规定□	不符合规定□
						备注		
						封口是否严密	符合规定□	不符合规定□
						粒（片）/瓶	符合规定□	不符合规定□
						批号	符合规定□	不符合规定□
						备注		

（五）印制岗位监控

1.生产前检查 人员着装应整洁、规范；应有有效期内的清场合格证；应有正确的生产状态标识和设备状态标识；应有与本批次产品生产有关的空白原始记录，并在印制岗位现场监控记录中如实记录，见表2-22。

设备的改变、印制方法的改变等应进行验证或确认，评价符合标准后按“更控制管理规程”进行变更，批准后使用。

2.生产过程监控 依据本批次生产制剂产品的标准制法、生产工艺规程和岗位操作规程，核查生产环境是否符合要求，检查印制的批号、生产日期、有效期是否正确，监控频率是否符合要求，计算收率和物料平衡的结果是否符合要求，如有发现技术参数异常，“待印制品”与“已印制品”混淆，物料不平衡，超过时限等，可能影响质量的潜在因素，停止操作，发起偏差调查至经批准后方可进行下一步操作，并在印制岗位监控记录中如实记录，见表2-22。

3.生产结束检查 ①检查岗位生产原始记录是否及时、规范，检查产品收率是否符合规定。②检查地面、门窗无积灰、无结垢。③各种物品摆放整齐，定置定位存放。操作间内不得存放与生产无关的杂物。④工器具、容器及设备内外不得有本批次产品遗留物，并在印制岗位监控记录中如实记录，见表2-22。检查环境、设备等清场是否合格，合格后发放“清场合格证”。若清场不合格，则纠偏至合格。

表2-22 印制岗位现场监控记录

<table>
<tr><th>品名</th><th colspan="2"></th><th>规格</th><th></th><th>批量</th><th></th><th>批号</th><th></th></tr>
<tr><td>监控人</td><td colspan="3"></td><td>监控日期</td><td colspan="4"></td></tr>
<tr><td colspan="5">检查项目</td><td colspan="4">检查结果</td></tr>
<tr><td colspan="5">生产前
1.人员着装应整洁、规范
2.应有清场合格证
3.状态标识（生产状态标识、设备状态标识）
4.应有空白原始记录</td><td colspan="4">1.符合规定□ 不符合规定 □
2.有 □ 无 □
3.清晰正确□ 不清晰或不正确□
4.有 □ 无 □</td></tr>
<tr><td colspan="5">生产过程监控</td><td colspan="3">结论</td><td>日期</td></tr>
<tr><td rowspan="3">印制内容</td><td colspan="4">生产日期：</td><td colspan="3" rowspan="3">符合要求□ 不符合要求□</td><td rowspan="3"></td></tr>
<tr><td colspan="4">产品批号：</td></tr>
<tr><td colspan="4">有效期至：</td></tr>
<tr><td rowspan="2">监控频率</td><td>前</td><td colspan="2">中</td><td>后</td><td colspan="3" rowspan="2">符合要求□ 不符合要求□</td><td rowspan="2"></td></tr>
<tr><td></td><td colspan="2"></td><td></td></tr>
<tr><td rowspan="2">收率</td><td colspan="4"></td><td colspan="3">符合要求□ 不符合要求□</td><td></td></tr>
<tr><td colspan="4"></td><td colspan="3">符合要求□ 不符合要求□</td><td></td></tr>
<tr><td rowspan="2">物料平衡</td><td colspan="4"></td><td colspan="3">符合要求□ 不符合要求□</td><td></td></tr>
<tr><td colspan="4"></td><td colspan="3">符合要求□ 不符合要求□</td><td></td></tr>
</table>

续表

生产结束 1.生产原始记录及时、规范 2.收率符合规定 3.清场：环境、设备等清场是否合格，合格后发放“清场合格证”。地面、门窗无积灰、无结垢。各种物品摆放整齐，定置定位存放。操作间内不得存放与生产无关的杂物 4.本批产品遗留物： 4.1 操作间内不得存放与本批产品有关的物料及记录 4.2 工器具及容器具清洁、无异物，无本批产品的遗留物 4.3 设备内外不得有遗留物	1.符合要求 □　不符合要求□ 2.符合规定 □　不符合要求□ 3.合格 □　不合格 □ 4.1 符合要求□　不符合要求□ 4.2 符合要求□　不符合要求□ 4.3 符合要求□　不符合要求□
备注	

七、评价反馈

（一）指导教师评价

序号	重点评价内容	评价标准	标准分值	评价得分
1	制剂领料岗位	能依据指令，检查领料状况是否符合要求	8	
2	生产前检查	能检查固体制剂生产各岗位的人员、设备、环境以及规程记录状态是否达到开工要求	3	
3	称量、配料岗位	能对称量的准确性、配料的正确性进行判断	7	
4	制粒干燥岗位	能对制粒工艺参数、干燥工艺参数的正确性进行检查，并正确判断	10	
5	整粒岗位	能对整粒过筛的完整性和过筛目数进行监控	7	
6	总混岗位	能对混合工艺参数的正确性进行检查，判断混合的均匀性是否达到要求	10	
7	颗粒剂分装岗位	能对颗粒剂分装的准确性进行检查	8	
8	外包岗位	能对外包质量进行检查	5	
9	胶囊填充岗位	能对胶囊填充的质量进行检查	10	
10	铝塑分装岗位	能对铝塑分装的准确性及其质量进行检查	7	
11	塑瓶分装岗位	能对塑瓶分装的准确性及其质量进行检查	8	
12	印制装岗位	能对印制内容的准确性及质量进行检查	7	
13	生产后检查	能检查出各岗位清场后的状态，包括设备、物料的处理、文件和记录的归整等是否达到要求	5	
14	清场合格证发放	能正确地发放合格证	3	
15	自主学习	能主动查阅资料，及时填写记录	2	
合计总分			100	

（二）学生评价

学生姓名：	
你是否参与固体制剂各岗位质量监控的实训？	
你都完成了哪些具体任务？	
除了完成实训任务，你还做了哪些工作？	
你认为本次实训有什么需要改进的问题吗？	
本次课你有什么收获吗？ 你都学到了什么？	

八、知识拓展

（一）颗粒剂

依据《中国药典》(2020年版)，什么是颗粒剂？颗粒剂有哪些分类？颗粒剂在生产贮存期间有哪些要求？颗粒剂应包含哪些检查项目？

《中国药典》“颗粒剂”(通则0104)相关内容(包括但不仅限于)摘录如下，其他内容详见其全文。

1.颗粒剂系指原料药物与适宜的辅料混合制成具有一定粒度的干燥颗粒状制剂。

2.颗粒剂可分为可溶颗粒(通称为颗粒)、混悬颗粒、泡腾颗粒、肠溶颗粒，根据释放特性不同还有缓释颗粒等。

3.颗粒剂在生产与贮藏期间应符合下列规定。

(1)原料药物与辅料应均匀混合。含药量小或含毒、剧药物的颗粒剂，应根据原料药物的性质采用适宜方法使其分散均匀。

(2)除另有规定外，中药饮片应按各品种项下规定的方法进行提取、纯化、浓缩成规定的清膏，采用适宜的方法干燥并制成细粉，加适量辅料或饮片细粉，混匀并制成颗粒；也可将清膏加适量辅料或饮片细粉，混匀并制成颗粒。

(3)凡属挥发性原料药物或遇热不稳定的药物在制备过程应注意控制适宜的温度条件，凡遇光不稳定的原料药物应遮光操作。

（4）颗粒剂通常采用干法制粒、湿法制粒等方法制备。干法制粒可避免引入水分，尤其适合对湿热不稳定药物的颗粒剂的制备。

（5）根据需要颗粒剂可加入适宜的辅料，如稀释剂、黏合剂、分散剂、着色剂以及矫味剂等。

（6）除另有规定外，挥发油应均匀喷入干燥颗粒中，密闭至规定时间或用包合等技术处理后加入。

（7）为了防潮、掩盖原料药物的不良气味，也可对颗粒进行包衣。必要时，包衣颗粒应检查残留溶剂。

（8）颗粒剂应干燥，颗粒均匀，色泽一致，无吸潮、软化、结块、潮解等现象。

（9）颗粒剂的微生物限度应符合要求。

（10）根据原料药物和制剂的特性，除来源于动、植物多组分且难以建立测定方法的颗粒剂外，溶出度、释放度、含量均匀度等应符合要求。

（11）除另有规定外，颗粒剂应密封，置干燥处贮存，防止受潮。生物制品原液、半成品和成品的生产及质量控制应符合相关品种要求。

4.除另有规定外，颗粒剂应进行以下相应检查。

【粒度】【水分】【干燥失重】【溶化性】【装量差异】【装量】【微生物限度】，其中：单剂量包装的颗粒剂按下述方法检查，应符合规定。

检查法　取供试品10袋（瓶），除去包装，分别精密称定每袋（瓶）内容物的重量，求出每袋（瓶）内容物的装量与平均装量。每袋（瓶）装量与平均装量相比较［凡无含量测定的颗粒剂或有标示装量的颗粒剂，每袋（瓶）装量应与标示装量比较］，超出装量差异限度的颗粒剂不得多于2袋（瓶），并不得有1袋（瓶）超出装量差异限度1倍。

平均装量或标示装量	装量差异限度
1.0g及1.0g以下	±10%
1.0g以上至1.5g	±8%
1.5g以上至6.0g	±7%
6.0g以上	±5%

凡规定检查含量均匀度的颗粒剂，一般不再进行装量差异检查。

（二）胶囊剂

依据《中国药典》（2020年版），什么是胶囊剂？胶囊剂有哪些分类？胶囊剂在生产贮存期间有哪些要求？颗粒胶囊剂应包含哪些检查项目？

《中国药典》“胶囊剂”（通则0103）相关内容（包括但不仅限于）摘录如下，其他内容详见其全文。

1.胶囊剂系指原料药物或与适宜辅料充填于空心胶囊或密封于软质囊材中制成的固体制剂。

2.胶囊剂可分为硬胶囊和软胶囊。根据释放特性不同还有缓释胶囊、控释胶囊、肠溶胶囊等。

3.胶囊剂在生产与贮藏期间应符合下列有关规定。

（1）胶囊剂的内容物不论是原料药物还是辅料，均不应造成囊壳的变质。

（2）小剂量原料药物应用适宜的稀释剂稀释，并混合均匀。

（3）硬胶囊可根据下列制剂技术制备不同形式内容物充填于空心胶囊中。

①将原料药物加适宜的辅料如稀释剂、助流剂、崩解剂等制成均匀的粉末、颗粒或小片。

②将普通小丸、速释小丸、缓释小丸、控释小丸或肠溶小丸单独填充或混合填充，必要时加入适量空白小丸作填充剂。

③将原料药物粉末直接填充。

④将原料药物制成包合物、固体分散体、微囊或微球。

⑤溶液、混悬液、乳状液等也可采用特制灌囊机填充于空心胶囊中，必要时密封。

（4）胶囊剂应整洁，不得有黏结、变形、渗漏或囊壳破裂等现象，并应无异臭。

（5）胶囊剂的微生物限度应符合要求。

（6）根据原料药物和制剂的特性，除来源于动、植物多组分且难以建立测定方法的胶囊剂外，溶出度、释放度、含量均匀度等应符合要求。必要时，内容物包衣的胶囊剂应检查残留溶剂。

（7）除另有规定外，胶囊剂应密封贮存，其存放环境温度不高于30℃，湿度应适宜，防止受潮、发霉、变质。生物制品原液、半成品和成品的生产及质量控制应符合相关品种要求。

4.除另有规定外，胶囊剂应进行以下相应检查。

【水分】【装量差异】【崩解时限】【微生物限度】，其中装量差异照下述方法检查，应符合规定。

检查法 除另有规定外，取供试品20粒（中药取10粒），分别精密称定重量，倾出内容物（不得损失囊壳），硬胶囊囊壳用小刷或其他适宜的用具拭净；软胶囊或内容物为半固体或液体的硬胶囊囊壳用乙醚等易挥发性溶剂洗净，置通风处使溶剂挥尽，再分别精密称定囊壳重量，求出每粒内容物的装量与平均装量。每粒装量与平均装量相比较（有标示装量的胶囊剂，每粒装量应与标示装量比较），超出装量差异限度的不得多于2粒，并不得有1粒超出限度1倍。

平均装量或标示装量	装量差异限度
0.30g以下	±10%
0.30g及0.30g以上	±7.5%（中药±10%）

凡规定检查含量均匀度的胶囊剂，一般不再进行装量差异的检查。

任务三　口服液体制剂生产监控

一、学习目标

（一）知识目标

掌握口服液体制剂（合剂）各岗位的生产前检查、生产过程质量监控、生产结束后检查。

（二）技能目标

能够按要求完成称量配料、制粒干燥、整粒、混合、颗粒分装等岗位的生产现场质量监控，纠正不规范行为。

（三）素质目标

加强学生与岗位人员沟通，领悟制剂过程各工序衔接和协调工作的重要性；培养学生践行药品质量源于设计的理念。

二、任务描述

开展合剂的各岗位生产监控工作。

三、获取资讯

（一）生产前检查

表2-23　生产前检查项目、检查标准及监控频率

检查项目	检查标准	监控频率
清场合格证	应有清场合格证	一次/批
状态标识	生产状态标识：所生产药品的品名、批号应与批生产指令相符 设备状态标识：设备应有完好标识并在清洁效期内	一次/批
人员着装	整洁、规范	一次/批

（二）口服液体制剂生产质量控制

表2-24 口服液体制剂生产质量控制项目、标准及监控频率

工序		质量控制项目及标准	监控频率
配料		1.环境温湿度要求：温度应18~26℃；相对湿度应≤50%；压差≥5Pa	一次/批
		2.称量与工艺要求一致、有复核	一次/批
		3.执行“配料岗位操作规程”	一次/批
		4.配好物料包装严密，有桶签	一次/批
化糖		1.环境温湿度要求：温度应18~26℃；相对湿度应≤80%；压差≥5Pa	一次/批
		2.执行“化糖岗位标准操作规程”	一次/批
		3.蒸汽压力、时间、过滤筛目	一次/批
配制过滤		煮沸时间、温度、蒸气压力、过滤筛目	一次/批
静置过滤		1.环境温湿度要求：温度应18~26℃；相对湿度应≤80%；压差≥5Pa	一次/批
		2.执行“静置岗位操作规程”	一次/批
		3.静置时间、静置温度、过滤转速、筛目	一次/批
灌装	洗瓶	1.循环水压力0.1~0.3 Mpa	一次/批
		2.纯化水压力0.1~0.3 Mpa	一次/批
		3.洗瓶压缩空气压力0.4~0.6Mpa	一次/批
		4.烘干温度170℃ ± 10℃	一次/批
		5.洗瓶速度100~380支/分	一次/批
	灌轧	1.装量	1次/2小时
		2.灌装速度	一次/批
灭菌		1.灭菌温度100~115℃	一次/批
		2.灭菌时间30分钟	一次/批
		3.蒸汽压力0.1~0.3Mpa	一次/批
灯检		外观、装量	前、中、后
贴标		外观、内容印刷	前、中、后
外包装		1.检查纸盒、说明书、复合膜袋、纸箱等图文样式与标样一致，规格与批包装指令一致	一次/批
		2.检查产品批号、有效期至、生产日期与批包装指令一致，正确、清楚、完整	一次/批
		3.检查包装数量应准确	一次/批
		4.检查包装袋封装严密，无色水进入	前、中、后
		5.检查外箱包装牢固性	一次/批
		6.发放产品合格证	一次/批
		7.检查小盒与外箱有无追溯码或箱号	一次/批

（三）制剂处方及制法（中国药典2020年版）

小儿清热止咳合剂（小儿清热止咳口服液）

【处方】麻黄90g　炒苦杏仁120g　石膏270g　甘草90g　黄芩180g　板蓝根180g　北豆根90g

【制法】以上七味，麻黄、石膏加水煎煮30分钟，再加入其余炒苦杏仁等五味，煎煮二次，第一次2小时，第二次1小时，合并煎液，滤过，滤液减压浓缩至适量，静置，滤过，滤液加蜂蜜200g、蔗糖100g及苯甲酸钠3g，煮沸使溶解，加水使成1000ml，搅匀，冷藏24~48小时，滤过，灌封，灭菌，即得；或滤液加热煮沸后100℃保温30分钟，放冷，灌封，即得。

（四）生产结束后检查

表2-25　生产结束后检查

检查项目	检查标准	检查人员
生产原始记录	生产原始记录及时、规范	现场监控员
物料平衡	应符合规定	现场监控员
清场	环境、设备等清场是否合格，合格后发放“清场合格证”。地面、门窗无积灰、无结垢。各种物品摆放整齐，定置定位存放。操作间内不得存放与生产无关的杂物	现场监控员
本批产品遗留物	操作间内不得存放与本批产品有关的物料及记录	现场监控员
	工器具及容器具清洁、无异物，无本批产品的遗留物	
	设备内外不得有遗留物。用毛巾擦拭无不洁痕迹	

四、问题引导

（一）添加到中药液体制剂中的常见防腐剂有哪些？各有什么优缺点？

（二）添加到中药液体制剂中的矫味剂有哪些？各有什么优缺点？

（三）检查口服液装量和紧密度时，一次抽查多少支为宜？怎么检查装量和紧密度？

（四）小儿清热止咳口服液在配制过滤、灌装轧盖、灭菌环节至少包括哪些关键工艺参数？

____

____

____

五、任务实施

生产任务：生产“**小儿清热止咳口服液**”一批12万支，包装规格：10克/支×10支/盒。

生产处方：麻黄108kg　炒苦杏仁144kg　石膏324kg　甘草108kg　黄芩216kg　板蓝根216kg　北豆根108kg

生产制法：假定已完成了“小儿清热止咳口服液”提取浓缩，制得可供配制的滤液。即其滤液加蜂蜜240kg、蔗糖120kg及苯甲酸钠3.6kg，煮沸使溶解，加水使成1200L，搅匀，冷藏24~48小时，滤过，灌封，灭菌，即得。

中药口服液生产现场监控员按工厂规定的更衣程序和时间要求，提前10分钟到达工作岗位，开展以下工作。

（一）制剂领料监控

依据生产指令，核对待生产制剂产品“小儿清热止咳口服液”所需药液（提取浓缩后的滤液）、蜂蜜、蔗糖、苯甲酸钠的名称、规格、批号和用量是否与批生产指令一致，检查物料的正确性，核实理论领料量与实际领料量是否符合生产需求，检查是否存在超处方领料的现象，并在制剂领料监控记录中如实记录，见表2-26。若是在检查过程中出现与批生产指令不相符、投料量不符合生产要求、超处方投料等现象，则要求立即停止生产，通知生产、质量管理相关部门或车间，发起不符合项的调查，如发起变更、偏差。待调查清楚后经批准方可进行下一步生产。

表2-26　制剂领料监控记录

品名			批号	
规格			批量	
物料名称	物料代码	物料批号	理论领料量	实际领料量
领料人			日期	
复核人			日期	
监控人			日期	

（二）口服液配料岗位监控

1.生产前检查 人员着装应整洁、规范；应有有效期内的清场合格证；应有正确的生产状态标识和设备状态标识；应有与本批次产品生产有关的操作规程和空白原始记录，并在配料岗位现场监控记录中如实记录，见表2-27。

变更称量工具，必须通过计量检定，并符合“计量器具管理规程”与“计量校验管理规程”相关要求，检定或校验合格后使用。

2.生产过程监控 依据本批次生产制剂产品“小儿清热止咳口服液”的标准制法、生产工艺规程和岗位操作规程，核查生产环境、称量误差、配料过程是否符合要求，状态标识是否正确或者及时更换，如称量时发现物料性状异常、数量短少、衡器异常、混药等可能影响质量的潜在因素时应及时查找原因，给予纠正或处理，确认不对产品质量产生影响时方可继续生产，并在配料岗位监控记录中如实记录，见表2-27。

3.生产结束检查 ①检查岗位生产原始记录是否及时、规范，检查产品收率是否符合规定。②检查地面、门窗无积灰、无结垢。③各种物品摆放整齐，定置定位存放。操作间内不得存放与生产无关的杂物。④工器具、容器及设备内外不得有本批次产品遗留物，并在配料岗位监控记录中如实记录，见表2-27。检查环境、设备等清场是否合格，合格后发放“清场合格证”。若清场不合格，则纠偏至合格。

表2-27 口服液配料岗位现场监控记录

品名		批号		规格	
批量		监控日期		监控人	
检查项目			检查结果		
生产前 1.人员着装应整洁、规范 2.应有清场合格证 3.状态标识（生产状态标识、设备状态标识） 4.应有相应的操作文本及空白原始记录			1.符合规定□ 不符合规定 □ 2.有 □ 无 □ 3.清晰正确□ 不清晰或不正确□ 4.有 □ 无 □		
生产过程监控			结论		日期
生产环境	温度： 相对湿度应： 压差：		符合要求□ 不符合要求□		
执行	《配料岗位标准操作规程》		符合要求□ 不符合要求□		
称量相对误差≤1%	台秤最小感量值： 相对称量误差最大值：		符合要求□ 不符合要求□		
配料			符合要求□ 不符合要求□		
状态标识			符合要求□ 不符合要求□		

续表

生产结束 1.生产原始记录及时、规范 2.收率符合规定 3.清场：环境、设备等清场是否合格，合格后发放“清场合格证”。地面、门窗无积灰、无结垢。各种物品摆放整齐，定置定位存放。操作间内不得存放与生产无关的杂物 4.本批产品遗留物： 4.1 操作间内不得存放与本批产品有关的物料及记录 4.2 工器具及容器具清洁、无异物，无本批产品的遗留物 4.3 设备内外不得有遗留物	1.符合要求 □ 不符合要求□ 2.符合规定 □ 不符合要求□ 3.合格 □ 不合格 □ 4.1 符合要求□ 不符合要求□ 4.2 符合要求□ 不符合要求□ 4.3 符合要求□ 不符合要求□
备注	

（三）口服液化糖岗位现场监控

1.生产前检查 人员着装应整洁、规范；应有有效期内的清场合格证；应有正确的生产状态标识和设备状态标识；应有与本批次产品生产有关的空白原始记录，并在口服液化糖岗位现场监控记录中如实记录，见表2-28。

设备的改变、化糖方法的改变、清洁消毒方法的改变等应进行验证或确认，经符合变更管理控制管理相关要求后方可使用。

2.生产过程监控 依据本批次生产制剂产品“小儿清热止咳口服液”的标准制法、生产工艺规程和岗位操作规程，核查生产环境是否符合要求，检查物料名称、重量，加入纯化水的量，蒸汽压力、煮沸时间，过滤的完整性、目数、时间等是否符合要求，如在监控发现不符合项，应发起偏差，调查清楚后经批准方可进行下一步，并在口服液化糖岗位监控记录中如实记录，见表2-28。

3.生产结束检查 ①检查岗位生产原始记录是否及时、规范，检查产品收率是否符合规定。②检查地面、门窗无积灰、无结垢。③各种物品摆放整齐，定置定位存放。操作间内不得存放与生产无关的杂物。④工器具、容器及设备内外不得有本批次产品遗留物，并在化糖岗位监控记录中如实记录，见表2-28。检查环境、设备等清场是否合格，合格后发放“清场合格证”。若清场不合格，则纠偏至合格。

表2-28 口服液化糖岗位现场监控记录

品名		批号		规格	
批量		监控日期		监控人	
检查项目			检查结果		
生产前 1.人员着装应整洁、规范 2.应有清场合格证 3.状态标识（生产状态标识、设备状态标识） 4.应有相应的操作文本及空白原始记录			1.符合规定□ 不符合规定 □ 2.有 □ 无 □ 3.清晰正确□ 不清晰或不正确□ 4.有 □ 无 □		

续表

生产过程监控			结论	日期
生产环境	温度：　　相对湿度：　　压差：		符合要求□　不符合要求□	
执　行	《化糖岗位标准操作规程》		符合要求□　不符合要求□	
物料名称			符合要求□　不符合要求□	
物料重量			符合要求□　不符合要求□	
加入纯化水			符合要求□　不符合要求□	
蒸汽压力			符合要求□　不符合要求□	
煮沸时间			符合要求□　不符合要求□	
过滤筛目			符合要求□　不符合要求□	
过滤时间			符合要求□　不符合要求□	
生产结束 1.生产原始记录及时、规范 2.收率符合规定 3.清场：环境、设备等清场是否合格，合格后发放“清场合格证”。地面、门窗无积灰、无结垢。各种物品摆放整齐，定置定位存放。操作间内不得存放与生产无关的杂物 4.本批产品遗留物： 4.1 操作间内不得存放与本批产品有关的物料及记录 4.2 工器具及容器具清洁、无异物，无本批产品的遗留物 4.3 设备内外不得有遗留物			1.符合要求 □　不符合要求□ 2.符合规定 □　不符合要求□ 3.合格 □　不合格 □ 4.1 符合要求□　不符合要求□ 4.2 符合要求□　不符合要求□ 4.3 符合要求□　不符合要求□	
备注				

（四）口服液配制、过滤岗位监控

1.生产前检查　人员着装应整洁、规范；应有有效期内的清场合格证；应有正确的生产状态标识和设备状态标识；应有与本批次产品生产有关的操作规程和空白原始记录，并在口服液配制、过滤岗位现场监控记录中如实记录，见表2-29。

设备的改变、配制方法的改变、过滤方法的改变等应进行验证或确认，经符合变更管理控制管理相关要求后方可使用。

2.生产过程监控　依据本批次生产制剂产品“小儿清热止咳口服液”的标准制法、生产工艺规程和岗位操作规程，核查生产环境是否符合要求，检查原辅料量、中间产品量与配料单是否一致，检查浸膏是否过滤，检查配液煮沸温度和时间，检查搅拌时间和相对密度、静置温度和时间、计算收率的结果是否符合要求，如配制过滤时发现物料或产品中间体性状异常、过滤不清、混药等可能影响质量的潜在因素时应及时查找原因，发起偏差调查，经批准，确认不对产品质量产生影响时方可继续生产，并在口服液配制、过滤岗位监控记录中如实记录，见表2-29。

3.生产结束检查　①检查岗位生产原始记录是否及时、规范，检查产品收率是否符合规定。②检查地面、门窗无积灰、无结垢。③各种物品摆放整齐，定置定位存放。操作间内不得存放与生产无关的杂物。④工器具、容器及设备内外不得有本批次产品遗留物，并在配制过滤岗位监控记录中如实记录，见表2-29。检查环境、设备等清场是否合格，合格后发放“清场合格证”。若清场不合格，则纠偏至合格。

表2-29　口服液配制、过滤岗位现场监控记录

品名		批号		批量	
监控人		监控日期			

检查项目	检查结果
生产前 1.人员着装应整洁、规范 2.应有清场合格证 3.状态标识（生产状态标识、设备状态标识） 4.应有相应的操作文本及空白原始记录	1.符合规定□　不符合规定□ 2.有□　无□ 3.清晰正确□　不清晰或不正确□ 4.有□　无□

生产过程监控		结论	日期
生产环境	温度：　相对湿度：　压差：	符合要求□　不符合要求□	
执行	《配液、过滤岗位标准操作规程》	符合要求□　不符合要求□	
物料核对	原辅料量、中间产品量与配料单是否一致	符合要求□　不符合要求□	
	浸膏是否过滤		
配液混合	煮沸时间（30min）：　min 煮沸温度（微沸）：　℃	符合要求□　不符合要求□	
	定容体积（1200L）： 搅拌时间：　min 相对密度：	符合要求□　不符合要求□	
静置	静置温度（冷藏）：	符合要求□　不符合要求□	
	静置时间（24~48小时）： 日　时　分~ 日　时　分（共　h）	符合要求□　不符合要求□	
过滤	收率：	符合要求□　不符合要求□	

生产结束 1.生产原始记录及时、规范 2.收率符合规定 3.清场：环境、设备等清场是否合格，合格后发放“清场合格证”。地面、门窗无积灰、无结垢。各种物品摆放整齐，定置定位存放。操作间内不得存放与生产无关的杂物 4.本批产品遗留物： 4.1 操作间内不得存放与本批产品有关的物料及记录 4.2 工器具及容器具清洁、无异物，无本批产品的遗留物 4.3 设备内外不得有遗留物	1.符合要求□　不符合要求□ 2.符合规定□　不符合要求□ 3.合格□　不合格□ 4.1 符合要求□　不符合要求□ 4.2 符合要求□　不符合要求□ 4.3 符合要求□　不符合要求□
备注	

（五）口服液洗瓶、干燥岗位监控

1.生产前检查　人员着装应整洁、规范；应有有效期内的清场合格证；应有正确的生产状态标识和设备状态标识；应有与本批次产品生产有关的操作规程和空白原始记录，并在口服液洗瓶、干燥岗位现场监控记录中如实记录，见表2-30。

设备的改变、口服液瓶供应商的改变、干燥方法的改变等应进行验证或确认，经符合变更管理控制管理相关要求后方可使用。

2.生产过程监控　依据本批次生产制剂产品“小儿清热止咳口服液”的标准制法、生产工艺规程和岗位操作规程，核查生产环境是否符合要求，检查洗瓶速度、循环水清洗水压力、压缩空气压力、口服液瓶清洗质量等是否符合要求，检查口服液瓶的干燥灭菌时间、干燥质量是否符合要求，如在监控发现不符合项，应发起偏差，调查清楚后经批准方可进行下一步，并在口服液洗瓶、干燥岗位监控记录中如实记录，见表2-30。

3.生产结束检查　①检查岗位生产原始记录是否及时、规范，检查产品收率是否符合规定。②检查地面、门窗无积灰、无结垢。③各种物品摆放整齐，定置定位存放。操作间内不得存放与生产无关的杂物。④工器具、容器及设备内外不得有本批次产品遗留物，并在洗瓶干燥岗位监控记录中如实记录，见表2-30。检查环境、设备等清场是否合格，合格后发放“清场合格证”。若清场不合格，则纠偏至合格。

表2-30　口服液洗瓶、干燥岗位现场监控记录

<table>
<tr><th>品名</th><th colspan="2"></th><th>批号</th><th></th><th>监控人</th><th></th></tr>
<tr><td>批量</td><td colspan="2"></td><td>监控日期</td><td colspan="3"></td></tr>
<tr><td colspan="4">检查项目</td><td colspan="3">检查结果</td></tr>
<tr><td colspan="4">生产前
1.人员着装应整洁、规范
2.应有清场合格证
3.状态标识（生产状态标识、设备状态标识）
4.应有相应的操作文本及空白原始记录</td><td colspan="3">1.符合规定□　不符合规定□
2.有□　无□
3.清晰正确□　不清晰或不正确□
4.有□　无□</td></tr>
<tr><td colspan="4">生产过程监控</td><td colspan="2">结论</td><td>日期</td></tr>
<tr><td>生产环境</td><td colspan="3">温度：　相对湿度：　压差：</td><td colspan="2">符合要求□　不符合要求□</td><td></td></tr>
<tr><td>执行</td><td colspan="3">《玻璃瓶洗、烘岗位标准操作规程》</td><td colspan="2">符合要求□　不符合要求□</td><td></td></tr>
<tr><td rowspan="4">玻瓶清洗</td><td colspan="3">洗瓶速度（100~380支/分）：　支/分</td><td colspan="2" rowspan="3">符合要求□　不符合要求□</td><td rowspan="3"></td></tr>
<tr><td colspan="3">循环清洗水压力（0.1~0.3MPa）：　MPa
纯化水压力（0.1~0.3MPa）：　MPa</td></tr>
<tr><td colspan="3">压缩空气压力（0.4~0.6MPa）：　MPa</td></tr>
<tr><td colspan="3">玻瓶清洗质量：</td><td colspan="2">符合要求□　不符合要求□</td><td></td></tr>
<tr><td rowspan="2">干燥</td><td colspan="3">干燥灭菌温度（170℃ ± 10℃）：　℃</td><td colspan="2">符合要求□　不符合要求□</td><td></td></tr>
<tr><td colspan="3">玻瓶干燥质量：</td><td colspan="2">符合要求□　不符合要求□</td><td></td></tr>
</table>

续表

生产结束 1.生产原始记录及时、规范 2.收率符合规定 3.清场：环境、设备等清场是否合格，合格后发放“清场合格证”。地面、门窗无积灰、无结垢。各种物品摆放整齐，定置定位存放。操作间内不得存放与生产无关的杂物 4.本批产品遗留物： 4.1 操作间内不得存放与本批产品有关的物料及记录 4.2 工器具及容器具清洁、无异物，无本批产品的遗留物 4.3 设备内外不得有遗留物	 1.符合要求 □　不符合要求□ 2.符合规定 □　不符合要求□ 3.合格 □　不合格 □ 4.1 符合要求□　不符合要求□ 4.2 符合要求□　不符合要求□ 4.3 符合要求□　不符合要求□
备注	

（六）口服液灌封岗位监控

1.生产前检查 人员着装应整洁、规范；应有有效期内的清场合格证；应有正确的生产状态标识和设备状态标识；应有与本批次产品生产有关的操作规程和空白原始记录，并在灌封岗位现场监控记录中如实记录，见表2-31。

设备的改变、装量测试方法的改变、清洗消毒的改变等应进行验证或确认，经符合变更管理控制管理相关要求后方可使用。

2.生产过程监控 依据本批次生产制剂产品“小儿清热止咳口服液”的标准制法、生产工艺规程和岗位操作规程，检查产品名称、规格、批号等信息的正确性，核查生产环境是否符合要求，检查灌轧速度、监控频次是否正确，检查装量和压盖紧密度等是否符合要求，如在监控发现不符合项，应发起偏差，调查清楚后经批准方可进行下一步，在口服液灌封岗位监控记录中如实记录，见表2-31、2-32。

3.生产结束检查 ①检查岗位生产原始记录是否及时、规范，检查产品收率是否符合规定。②检查地面、门窗无积灰、无结垢。③各种物品摆放整齐，定置定位存放。操作间内不得存放与生产无关的杂物。④工器具、容器及设备内外不得有本批次产品遗留物，并在口服液灌封岗位监控记录中如实记录，见表2-31。检查环境、设备等清场是否合格，合格后发放“清场合格证”。若清场不合格，则纠偏至合格。

表2-31　口服液灌封岗位现场监控记录

品名		批号		规格	
监控人		监控日期		批量	
检查项目			检查结果		
生产前 1.人员着装应整洁、规范 2.应有清场合格证 3.状态标识（生产状态标识、设备状态标识） 4.应有相应的操作文本及空白原始记录			 1.符合规定□　不符合规定 □ 2.有 □　无 □ 3.清晰正确□　不清晰或不正确□ 4.有 □　无 □		

品名		批号		规格	
生产过程监控			结论		日期
生产环境	温度：　　相对湿度：　　压差：		符合要求□　不符合要求□		
执行	《灌轧岗位标准操作程序规程》		符合要求□　不符合要求□		
灌轧	灌轧速度（100~380支/分）：支/分		符合要求□　不符合要求□		
	监控频率每两小时一次				
生产结束 1.生产原始记录及时、规范 2.收率符合规定 3.清场：环境、设备等清场是否合格，合格后发放“清场合格证”。地面、门窗无积灰、无结垢。各种物品摆放整齐，定置定位存放。操作间内不得存放与生产无关的杂物 4.本批产品遗留物： 4.1 操作间内不得存放与本批产品有关的物料及记录 4.2 工器具及容器具清洁、无异物，无本批产品的遗留物 4.3 设备内外不得有遗留物			1.符合要求 □　不符合要求□ 2.符合规定 □　不符合要求□ 3.合格 □　不合格 □ 4.1 符合要求□　不符合要求□ 4.2 符合要求□　不符合要求□ 4.3 符合要求□　不符合要求□		
备注					

表2-32　口服液灌封岗位质量检查记录

产品名称		产品批号		规格			
生产日期		班次		监控人			
环境条件	生产要求					检查结果	
	温度	18~26℃					
	相对湿度	45%~65%					
外观质量检查							
装量差异限度：每支不得少于标示装量：　ml							
时间	装量检查（10.0~10.5ml）					检查项目	检查结果
						装量	符合要求□　不符合要求□
						压盖紧密度	符合要求□　不符合要求□
						装量	符合要求□　不符合要求□
						压盖紧密度	符合要求□　不符合要求□
						装量	符合要求□　不符合要求□
						压盖紧密度	符合要求□　不符合要求□
						装量	符合要求□　不符合要求□
						压盖紧密度	符合要求□　不符合要求□
备注：							

（七）口服液灭菌岗位监控

1.生产前检查 人员着装应整洁、规范；应有有效期内的清场合格证；应有正确的生产状态标识和设备状态标识；应有与本批次产品生产有关的操作规程和空白原始记录，并在口服液灭菌岗位现场监控记录中如实记录，见表2-33。

设备的改变、装载数量的改变等应进行验证或确认，经符合变更管理控制管理相关要求后方可使用。

2.生产过程监控 依据本批次生产制剂产品“小儿清热止咳口服液”的标准制法、生产工艺规程和岗位操作规程，检查产品名称、规格、批号等信息的正确性，核查每柜灭菌温度、灭菌时间等的设置和执行情况是否符合要求，如有发现不符合项，应发起偏差，经调查清楚并批准后方可进行下一步，在口服液灭菌岗位监控记录中如实记录，见表2-33。

3.生产结束检查 ①检查岗位生产原始记录是否及时、规范，检查产品收率是否符合规定。②检查地面、门窗无积灰、无结垢。③各种物品摆放整齐，定置定位存放。操作间内不得存放与生产无关的杂物。④工器具、容器及设备内外不得有本批次产品遗留物，并在口服液灭菌岗位监控记录中如实记录，见表2-33。检查环境、设备等清场是否合格，合格后发放“清场合格证”。若清场不合格，则纠偏至合格。

表2-33 口服液灭菌岗位现场监控记录

<table>
<tr><th colspan="2">品名</th><th colspan="2"></th><th>批号</th><th></th><th>监控人</th><th></th></tr>
<tr><td colspan="2">批量</td><td colspan="2"></td><td>监控日期</td><td></td><td>规格</td><td></td></tr>
<tr><td colspan="5">检查项目</td><td colspan="3">检查结果</td></tr>
<tr><td colspan="5">生产前
1.人员着装应整洁、规范
2.应有清场合格证
3.状态标识（生产状态标识、设备状态标识）
4.应有相应的操作文本及空白原始记录</td><td colspan="3">1.符合规定□ 不符合规定□
2.有□ 无□
3.清晰正确□ 不清晰或不正确□
4.有□ 无□</td></tr>
<tr><td colspan="5">生产过程监控</td><td colspan="2">结论</td><td>日期</td></tr>
<tr><td colspan="2">执行</td><td colspan="3">口服液灭菌岗位标准操作规程</td><td colspan="2">符合要求□ 不符合要求□</td><td></td></tr>
<tr><td rowspan="6">灭菌
（100℃±2℃，30min）</td><td rowspan="2"></td><td colspan="3">灭菌温度： ℃</td><td colspan="2" rowspan="2">符合要求□ 不符合要求□</td><td rowspan="2"></td></tr>
<tr><td colspan="3">灭菌时间： min</td></tr>
<tr><td rowspan="2"></td><td colspan="3">灭菌温度： ℃</td><td colspan="2" rowspan="2">符合要求□ 不符合要求□</td><td rowspan="2"></td></tr>
<tr><td colspan="3">灭菌时间： min</td></tr>
<tr><td rowspan="2"></td><td colspan="3">灭菌温度： ℃</td><td colspan="2" rowspan="2">符合要求□ 不符合要求□</td><td rowspan="2"></td></tr>
<tr><td colspan="3">灭菌时间： min</td></tr>
</table>

续表

生产结束 1.生产原始记录及时、规范 2.收率符合规定 3.清场：环境、设备等清场是否合格，合格后发放“清场合格证”。地面、门窗无积灰、无结垢。各种物品摆放整齐，定置定位存放。操作间内不得存放与生产无关的杂物 4.本批产品遗留物： 4.1 操作间内不得存放与本批产品有关的物料及记录 4.2 工器具及容器具清洁、无异物，无本批产品的遗留物 4.3 设备内外不得有遗留物	1.符合要求 □ 不符合要求□ 2.符合规定 □ 不符合要求□ 3.合格 □ 不合格 □ 4.1 符合要求□ 不符合要求□ 4.2 符合要求□ 不符合要求□ 4.3 符合要求□ 不符合要求□
备注	

（八）口服液灯检岗位监控

1.生产前检查 人员着装应整洁、规范；应有有效期内的清场合格证；应有正确的生产状态标识和设备状态标识；应有与本批次产品生产有关的操作规程和空白原始记录，并在口服液灯检岗位现场监控记录中如实记录，见表2-34。

设备的改变、更换灯检灯管等应进行验证或确认，经符合变更管理控制管理相关要求后方可使用。

2.生产过程监控 依据本批次生产制剂产品“小儿清热止咳口服液”的标准制法、生产工艺规程和岗位操作规程，检查产品名称、规格、批号等信息的正确性，核查标示装量、外观质量等是否符合要求，检查产品收率是否符合要求，如有发现不符合项，应发起偏差，经调查清楚并批准后方可进行下一步，在口服液灯检岗位监控记录中如实记录，见表2-34。

3.生产结束检查 ①检查岗位生产原始记录是否及时、规范，检查产品收率是否符合规定。②检查地面、门窗无积灰、无结垢。③各种物品摆放整齐，定置定位存放。操作间内不得存放与生产无关的杂物。④工器具、容器及设备内外不得有本批次产品遗留物，并在口服液灯检岗位监控记录中如实记录，见表2-34。检查环境、设备等清场是否合格，合格后发放“清场合格证”。若清场不合格，则纠偏至合格。

表2-34 口服液灯检岗位现场监控记录

品名		批号		监控人	
批量		监控日期		规格	
检查项目			检查结果		
生产前 1.人员着装应整洁、规范 2.应有清场合格证 3.状态标识（生产状态标识、设备状态标识） 4.应有相应的操作文本及空白原始记录			1.符合规定□ 不符合规定 □ 2.有 □ 无 □ 3.清晰正确□ 不清晰或不正确□ 4.有 □ 无 □		

续表

生产过程监控			结论	日期
执行		口服液灯检岗位标准操作规程	符合要求□　不符合要求□	
灯检	前	装量：与标示量相符	符合要求□　不符合要求□	
		外观质量：		
	中	装量：与标示量相符	符合要求□　不符合要求□	
		外观质量：		
	后	装量：与标示量相符	符合要求□　不符合要求□	
		外观质量：		
收率			符合要求□　不符合要求□	

生产结束 1.生产原始记录及时、规范 2.收率符合规定 3.清场：环境、设备等清场是否合格，合格后发放“清场合格证”。地面、门窗无积灰、无结垢。各种物品摆放整齐，定置定位存放。操作间内不得存放与生产无关的杂物	1.符合要求 □　不符合要求□ 2.符合规定 □　不符合要求□ 3.合格 □　不合格 □
4.本批产品遗留物： 4.1 操作间内不得存放与本批产品有关的物料及记录 4.2 工器具及容器具清洁、无异物，无本批产品的遗留物 4.3 设备内外不得有遗留物	4.1 符合要求□　不符合要求□ 4.2 符合要求□　不符合要求□ 4.3 符合要求□　不符合要求□
备注	

（九）口服液贴标岗位监控

1.生产前检查　人员着装应整洁、规范；应有有效期内的清场合格证；应有正确的生产状态标识和设备状态标识；应有与本批次产品生产有关的操作规程和空白原始记录，并在口服液贴标岗位现场监控记录中如实记录，见表2-35。

设备的改变、标签的改变等应进行验证或确认，经符合变更管理控制管理相关要求后方可使用。

2.生产过程监控　依据本批次生产制剂产品“小儿清热止咳口服液”的标准制法、生产工艺规程和岗位操作规程，检查产品名称、规格、批号等信息的正确性，核查印制批号、生产日期、有效期的正确性，贴标的位置是否符合要求，检查频次是否符合要求，产品收率是否满足要求，瓶签的损耗及物料平衡是否符合规定，如有发现“已贴标产品”和

"待贴标产品"混淆、标签短缺、批号等信息印制错误等，应进行偏差调查，经批准后方可进行下一步，在口服液贴标岗位监控记录中如实记录，见表2-35。

3.生产结束检查　①检查岗位生产原始记录是否及时、规范，检查产品收率是否符合规定；②检查地面、门窗无积灰、无结垢。③各种物品摆放整齐，定置定位存放。操作间内不得存放与生产无关的杂物。④工器具、容器及设备内外不得有本批次产品遗留物，并在口服液贴标岗位监控记录中如实记录，见表2-35。检查环境、设备等清场是否合格，合格后发放"清场合格证"。若清场不合格，则纠偏至合格。

表2-35　口服液贴标岗位现场监控记录

<table>
<tr><th colspan="2">品名</th><th></th><th>规格</th><th></th><th>批量</th><th></th><th>批号</th><th></th></tr>
<tr><td colspan="2">监控人</td><td colspan="3"></td><td>监控日期</td><td colspan="3"></td></tr>
<tr><td colspan="5">检查项目</td><td colspan="4">检查结果</td></tr>
<tr><td colspan="5">生产前
1.人员着装应整洁、规范
2.应有清场合格证
3.状态标识（生产状态标识、设备状态标识）
4.应有空白原始记录</td><td colspan="4">1.符合规定□　不符合规定□
2.有□　无□
3.清晰正确□　不清晰或不正确□
4.有□　无□</td></tr>
<tr><td colspan="5">生产过程监控</td><td colspan="3">结论</td><td>日期</td></tr>
<tr><td rowspan="7">贴标</td><td rowspan="7">监控频率</td><td rowspan="4">印制内容</td><td colspan="2">生产日期：</td><td colspan="3" rowspan="4">符合要求□　不符合要求□</td><td rowspan="4"></td></tr>
<tr><td colspan="2">产品批号：</td></tr>
<tr><td colspan="2">有效期至：</td></tr>
<tr><td colspan="2">位置：</td></tr>
<tr><td>前</td><td colspan="2"></td><td colspan="3">符合要求□　不符合要求□</td><td></td></tr>
<tr><td>中</td><td colspan="2"></td><td colspan="3">符合要求□　不符合要求□</td><td></td></tr>
<tr><td>后</td><td colspan="2"></td><td colspan="3">符合要求□　不符合要求□</td><td></td></tr>
<tr><td colspan="3">产品收率</td><td colspan="2"></td><td colspan="3">符合要求□　不符合要求□</td><td></td></tr>
<tr><td rowspan="2">瓶签</td><td colspan="2">损耗率
（批≤2.0%）</td><td colspan="2"></td><td colspan="3">符合要求□　不符合要求□</td><td></td></tr>
<tr><td colspan="2">物料平衡</td><td colspan="2"></td><td colspan="3">符合要求□　不符合要求□</td><td></td></tr>
<tr><td colspan="6">生产结束
1.生产原始记录及时、规范
2.收率符合规定
3.清场：环境、设备等清场是否合格，合格后发放"清场合格证"。地面、门窗无积灰、无结垢。各种物品摆放整齐，定置定位存放。操作间内不得存放与生产无关的杂物
4.本批产品遗留物：
4.1 操作间内不得存放与本批产品有关的物料及记录
4.2 工器具及容器具清洁、无异物，无本批产品的遗留物
4.3 设备内外不得有遗留物</td><td colspan="3">1.符合要求□　不符合要求□
2.符合规定□　不符合要求□
3.合格□　不合格□

4.1 符合要求□　不符合要求□
4.2 符合要求□　不符合要求□
4.3 符合要求□　不符合要求□</td></tr>
<tr><td colspan="9">备注</td></tr>
</table>

（十）印制岗位监控

1.生产前检查 人员着装应整洁、规范；应有有效期内的清场合格证；应有正确的生产状态标识和设备状态标识；应有与本批次产品生产有关的操作规程和空白原始记录，并在印制岗位现场监控记录中如实记录，见表2-36。

设备的改变、口服液盒的改变等应进行验证或确认，评价符合标准后按“更控制管理规程”进行变更，批准后使用。

2.生产过程监控 依据本批次生产制剂产品“小儿清热止咳口服液”的标准制法、生产工艺规程和岗位操作规程，检查产品名称、规格、批号等信息的正确性，核查产品批号、生产日期、有效期的印制是否正确，检查频次要符合要求，检查收率和物料平衡是否符合要求，如有发现技术参数异常，“待印制品”与“已印制品”混淆，物料不平衡等，可能影响质量的潜在因素，停止操作，发起偏差调查至经批准后方可进行下一步操作，在印制岗位监控记录中如实记录，见表2-36。

3.生产结束检查 ①检查岗位生产原始记录是否及时、规范，检查产品收率是否符合规定；②检查地面、门窗无积灰、无结垢。③各种物品摆放整齐，定置定位存放。操作间内不得存放与生产无关的杂物。④工器具、容器及设备内外不得有本批次产品遗留物，并在印制岗位监控记录中如实记录，见表2-36。检查环境、设备等清场是否合格，合格后发放“清场合格证”。若清场不合格，则纠偏至合格。

表2-36 印制岗位现场监控记录

<table>
<tr><th>品名</th><th></th><th>规格</th><th></th><th>批量</th><th></th><th>批号</th><th></th></tr>
<tr><td>监控人</td><td colspan="3"></td><td>监控日期</td><td colspan="3"></td></tr>
<tr><td colspan="4">检查项目</td><td colspan="4">检查结果</td></tr>
<tr><td colspan="4">生产前
1.人员着装应整洁、规范
2.应有清场合格证
3.状态标识（生产状态标识、设备状态标识）
4.应有空白原始记录</td><td colspan="4">1.符合规定□ 不符合规定 □
2.有 □ 无 □
3.清晰正确□ 不清晰或不正确□
4.有 □ 无 □</td></tr>
<tr><td colspan="4">生产过程监控</td><td colspan="3">结论</td><td>日期</td></tr>
<tr><td rowspan="3">印制内容</td><td colspan="3">生产日期：</td><td colspan="3" rowspan="3">符合要求□ 不符合要求□</td><td rowspan="3"></td></tr>
<tr><td colspan="3">产品批号：</td></tr>
<tr><td colspan="3">有效期至：</td></tr>
<tr><td rowspan="2">监控频率</td><td>前</td><td>中</td><td>后</td><td colspan="3" rowspan="2">符合要求□ 不符合要求□</td><td rowspan="2"></td></tr>
<tr><td></td><td></td><td></td></tr>
<tr><td rowspan="2">收率</td><td colspan="3"></td><td colspan="3">符合要求□ 不符合要求□</td><td></td></tr>
<tr><td colspan="3"></td><td colspan="3">符合要求□ 不符合要求□</td><td></td></tr>
<tr><td>物料平衡</td><td colspan="3"></td><td colspan="3">符合要求□ 不符合要求□</td><td></td></tr>
<tr><td></td><td colspan="3"></td><td colspan="3">符合要求□ 不符合要求□</td><td></td></tr>
</table>

续表

生产结束 1.生产原始记录及时、规范 2.收率符合规定 3.清场：环境、设备等清场是否合格，合格后发放“清场合格证”。地面、门窗无积灰、无结垢。各种物品摆放整齐，定置定位存放。操作间内不得存放与生产无关的杂物 4.本批产品遗留物： 4.1 操作间内不得存放与本批产品有关的物料及记录 4.2 工器具及容器具清洁、无异物，无本批产品的遗留物 4.3 设备内外不得有遗留物	 1.符合要求 □　不符合要求□ 2.符合规定 □　不符合要求□ 3.合格 □　不合格 □ 4.1 符合要求□　不符合要求□ 4.2 符合要求□　不符合要求□ 4.3 符合要求□　不符合要求□
备注	

（十一）口服液外包岗位监控

1.生产前检查　人员着装应整洁、规范；应有有效期内的清场合格证；应有正确的生产状态标识和设备状态标识；应有与本批次产品生产有关的操作规程和空白原始记录，并在口服液外包岗位现场监控记录中如实记录，见表2-37。

设备的改变、说明书的改变等应进行验证或确认，评价符合标准后按“更控制管理规程”进行变更，批准后使用。

2.生产过程监控　依据本批次生产制剂产品“小儿清热止咳口服液”的标准制法、生产工艺规程和岗位操作规程，检查产品和物料名称、规格、批号等信息的正确性，检查频次要求符合要求，产品收率是否满足要求，物料的损耗及物料平衡是否符合规定，如有发现不符合项，应发起偏差调查，经批准后方可进行下一步，在口服液外包岗位监控记录中如实记录，见表2-37。

3.生产结束检查　①检查岗位生产原始记录是否及时、规范，检查产品收率是否符合规定；②检查地面、门窗无积灰、无结垢。③各种物品摆放整齐，定置定位存放。操作间内不得存放与生产无关的杂物。④工器具、容器及设备内外不得有本批次产品遗留物，并在外包岗位监控记录中如实记录，见表2-37。检查环境、设备等清场是否合格，合格后发放“清场合格证”。若清场不合格，则纠偏至合格。

表2-37　口服液外包岗位现场监控记录

品名		规格		批量		批号	
监控人			监控日期				
检查项目				检查结果			
生产前 1.人员着装应整洁、规范 2.应有清场合格证 3.状态标识（生产状态标识、设备状态标识） 4.应有空白原始记录				 1.符合规定□　不符合规定 □ 2.有 □　无 □ 3.清晰正确□　不清晰或不正确□ 4.有 □　无 □			

续表

<table>
<tr><td colspan="5">生产过程监控</td><td>结论</td><td>日期</td></tr>
<tr><td rowspan="4">物料核对（名称、批号、规格是否一致）</td><td colspan="4">待包装产品：</td><td rowspan="4">符合要求□　不符合要求□</td><td rowspan="4"></td></tr>
<tr><td colspan="4">说明书：</td></tr>
<tr><td colspan="4">纸盒：</td></tr>
<tr><td colspan="4">纸箱：</td></tr>
<tr><td rowspan="2">监控频率</td><td>前</td><td>中</td><td colspan="2">后</td><td rowspan="2">符合要求□　不符合要求□</td><td rowspan="2"></td></tr>
<tr><td></td><td></td><td colspan="2"></td></tr>
<tr><td>成品收率</td><td colspan="4"></td><td>符合要求□　不符合要求□</td><td></td></tr>
<tr><td rowspan="4">包材
损耗率</td><td>名称</td><td>实际损耗率</td><td>名称</td><td>实际损耗率</td><td rowspan="4">符合要求□　不符合要求□</td><td rowspan="4"></td></tr>
<tr><td></td><td></td><td></td><td></td></tr>
<tr><td></td><td></td><td></td><td></td></tr>
<tr><td></td><td></td><td></td><td></td></tr>
<tr><td rowspan="4">物料平衡</td><td>名称</td><td>实际损耗率</td><td>名称</td><td>实际损耗率</td><td rowspan="4">符合要求□　不符合要求□</td><td rowspan="4"></td></tr>
<tr><td></td><td></td><td></td><td></td></tr>
<tr><td></td><td></td><td></td><td></td></tr>
<tr><td></td><td></td><td></td><td></td></tr>
<tr><td colspan="5">生产结束
1.生产原始记录及时、规范
2.收率符合规定
3.清场：环境、设备等清场是否合格，合格后发放“清场合格证”。地面、门窗无积灰、无结垢。各种物品摆放整齐，定置定位存放。操作间内不得存放与生产无关的杂物
4.本批产品遗留物：
4.1 操作间内不得存放与本批产品有关的物料及记录
4.2 工器具及容器具清洁、无异物，无本批产品的遗留物
4.3 设备内外不得有遗留物</td><td colspan="2">1.符合要求 □　不符合要求□
2.符合规定 □　不符合要求□
3.合格 □　不合格 □

4.1 符合要求□　不符合要求□
4.2 符合要求□　不符合要求□
4.3 符合要求□　不符合要求□</td></tr>
<tr><td colspan="7">备注</td></tr>
</table>

六、评价反馈

（一）指导教师评价

序号	重点评价内容	评价标准	标准分值	评价得分
1	制剂领料岗位	能依据指令，检查领料状况是否符合要求	5	
2	生产前检查	能检查固体制剂生产各岗位的人员、设备、环境以及规程记录状态是否达到开工要求	3	

续表

3	配料岗位	能对称量的准确性、配料的正确性进行判断	7	
4	化糖岗位	能对加糖的量、加纯化水的量、煮沸温度、过筛目数的正确性进行检查，并正确判断	5	
5	配制过滤岗位	能对物料的准确性、混合的均匀性、静置条件进行监控	14	
6	洗瓶干燥岗位	能对洗瓶、干燥工艺参数的正确性进行检查，判断洗瓶、干燥质量是否达到要求	5	
7	灌轧岗位	能对灌装和轧盖工艺参数的正确性进行检查，对装量差异、轧盖紧密性是否符合要求	13	
8	灭菌岗位	能对灭菌工艺条件进行监控	13	
9	灯检岗位	能对产品的装量、外观质量进行检查，对灯检产品质量是否符合要求	5	
10	贴标岗位	能对印制批号、生产日期、有效期的正确性进行检查，判断标签的场管理是否符合规定	10	
11	印制岗位	能检查产品印制批号、生产日期、有效期的正确性	5	
12	外包岗位	能对包装材料的正确性进行检查，判断外包质量是否符合要求	5	
13	生产后检查	能检查出各岗位清场后的状态，包括设备、物料的处理、文件和记录的归整等是否达到要求	5	
14	清场合格证发放	能正确地发放合格证	3	
15	自主学习	能主动查阅资料，及时填写记录	2	
合计总分			100	

（二）学生评价

学生姓名：	
你是否参与口服液制剂各岗位监控的实训？	
你都完成了哪些具体任务？	
除了完成实训任务，你还做了哪些工作？	
你认为本次实训有什么需要改进的问题吗？	
本次课你有什么收获吗？你都学到了什么？	

七、知识拓展

合剂

依据《中国药典》(2020年版),什么是合剂?合剂在生产贮存期间有哪些要求?合剂应包含哪些通用检查项目?

《中国药典》"合剂"(通则0181)相关内容(包括但不仅限于)摘录如下,其他内容详见其全文。

1.合剂系指饮片用水或其他溶剂,采用适宜的方法提取制成的口服液体制剂(单剂量灌装者也可称"口服液")。

2.合剂在生产与贮藏期间应符合下列规定。

(1)饮片应按各品种项下规定的方法提取、纯化、浓缩制成口服液体制剂。

(2)根据需要可加入适宜的附加剂。山梨酸和苯甲酸的用量不得超过0.3%(其钾盐、钠盐的用量分别按酸计),羟苯酯类的用量不得超过0.05%,如加入其他附加剂,其品种与用量应符合国家标准的有关规定,不影响成品的稳定性,并应避免对检验产生干扰。必要时可加入适量的乙醇。

(3)合剂若加蔗糖,除另有规定外,含蔗糖量一般不高于20%(g/ml)。

(4)除另有规定外,合剂应澄清。在贮存期间不得有发霉、酸败、异物、变色、产生气体或其他变质现象,允许有少量摇之易散的沉淀。

(5)一般应检查相对密度、pH值等。

(6)除另有规定外,合剂应密封,置阴凉处贮存。

3.除另有规定外,合剂应进行【装量】【微生物限度】检查。

其中,单剂量灌装的合剂,照下述方法检查,应符合规定。

检查法 取供试品5支,将内容物分别倒入经标化的量入式量筒内,在室温下检视,每支装量与标示装量相比较,少于标示装量的不得多于1支,并不得少于标示装量的95%。多剂量灌装的合剂,照最低装量检查法(《中国药典》通则0942)检查,应符合规定。

任务四 纯化水制备现场监控

一、学习目标

(一)知识目标

掌握纯化水制备的生产过程质量监控。

(二)技能目标

能够按要求完成纯化水制备的生产现场质量监控,纠正不规范行为。

（三）素质目标

加强学生岗位人员沟通，知晓纯化水监控的重要性；培养学生践行药品质量源于设计的理念。

二、任务描述

开展纯化水制备的监控工作。

三、获取资讯

（一）生产前检查

表2-38　生产前检查项目、检查标准及监控频率

检查项目	检查标准	监控频率
生产环境	应整洁	一次/天
状态标识	设备状态标识：设备应有完好标识并在清洁效期内	一次/天
人员着装	整洁、规范	一次/天

（二）纯化水质量监控

表2-39　纯化水质量控制项目、标准及监控频率

工序	质量控制项目及标准	监控频率
纯化水制备	1.性状：无色的澄清液体；无臭	一次/天
	2.反渗透运行：出水量和在线电导率应符合要求	一次/天
	3.在线电导率：20℃时不大于4.3μS/cm	一次/天
	4.总回水pH值范围应为5.0~7.0	一次/天

（三）生产结束后检查

表2-40　生产结束后检查

检查项目	检查标准	检查人员
制水原始记录	制水原始记录及时、规范	现场监控员
清场清洁	环境、设备等清场是否合格。地面、门窗无积灰、无结垢。各种物品摆放整齐，定置定位存放。操作间内不得存放与生产无关的杂物	现场监控员
	操作间内不得存放与纯化水生产无关的物料及记录	现场监控员
	工器具及容器具清洁、无异物及无其他无关物品	
	设备内外不得遗有留物。用毛巾擦拭无不洁痕迹	

四、问题引导

（一）试述纯化水制备的工艺流程？

（二）《中国药典》（2020年版）规定纯化水的检验项目有哪些？

（三）试述纯化水的电导率与温度之间的关系？

五、任务实施

生产任务：纯化水的制备。

现场监控员按工厂规定的更衣程序到达工作岗位，开展以下工作。

1.生产前检查 人员着装应整洁、规范；环境应整洁；应有正确的设备状态标识；应有与纯化水制备生产有关的操作规程和空白原始记录，并在制水岗位现场监控记录中如实记录，见表2-41。

设备的改变、检测仪器的改变、清洗消毒方法的改变等应进行验证或确认，符合“变更控制管理”相关要求后方可使用。

2.生产过程监控 依据纯化水管理及制备操作规程，核查纯化水性状、反渗透运行状况、在线电导率监测、总回水pH值等是否符合要求，若有发现不符合项，应发起偏差调查，经批准后方可进行下一步，并在纯化水制备岗位监控记录中如实记录，见表2-41。

3.生产结束检查 ①检查岗位原始记录是否及时、规范；地面、门窗无积灰、无结垢。②各种物品摆放整齐，定置定位存放。操作间内不得存放与制水无关的杂物。③操作间内不得存放与纯化水制备无关的物料及记录；工器具及容器具清洁、无异物；并在制水岗位监控记录中如实记录，见表2-41。

表2-41　纯化水制备岗位现场监控记录

监控人		监控日期		
检查项目			检查结果	
生产前 1.人员着装应整洁、规范 2.环境是否整洁 3.状态标识（设备状态标识） 4.应有相应的操作文本及空白原始记录			1.符合规定□　不符合规定□ 2.是□　否□ 3.清晰正确□　不清晰或不正确□ 4.有□　无□	
生产过程监控			结论	日期
执 行	纯化水制备岗位标准操作规程		符合要求□　不符合要求□	
纯化水	性状：		符合要求□　不符合要求□	
	反渗透：		符合要求□　不符合要求□	
	在线电导率：　　μS/cm		符合要求□　不符合要求□	
	总回水pH值：		符合要求□　不符合要求□	
生产结束 1.生产原始记录及时、规范 2.清场清洁：环境、设备等清场是否合格。地面、门窗无积灰、无结垢。各种物品摆放整齐，定置定位存放。操作间内不得存放与生产无关的杂物 3.工器具及容器具清洁、无异物，无其他的遗留物			1.符合要求□　不符合要求□ 2.合格□　不合格□ 3.符合要求□　不符合要求□	
备注				

六、评价反馈

（一）指导教师评价

序号	重点评价内容	评价标准	标准分值	评价得分
1	生产前检查	能检查纯化水制备岗位的人员、设备、环境以及规程记录状态是否达到生产要求	20	
2	纯化水制备	能检查纯化水的性状、总回水pH值是否符合要求，判断反渗透、在线电导率是符合要求	50	
3	生产后检查	能检查出岗位清场清洁后的状态，包括设备、物料的处理、文件和记录的归整等是否达到要求	20	
4	自主学习	能主动查阅资料，及时填写记录	10	
合计总分			100	

（二）学生评价

学生姓名：	
你是否参与纯化水制备岗位监控的实训？	
你都完成了哪些具体任务？	
除了完成实训任务，你还做了哪些工作？	
你认为本次实训有什么需要改进的问题吗？	
本次课你有什么收获吗？ 你都学到了什么？	

七、知识拓展

（一）纯化水系统管理

纯化水设备的设计与安装、清洁与使用、维护与维修等一般有哪些要求？

以下内容依据该公司的纯化水管理相关内容摘录，包括但不仅限于以下内容。

1.纯化水设备的设计与安装　纯水设备、管道的设计应避免死角、盲管，横向管道要有一定角度防止可能产生的残水积存，储罐的通气口应安装不脱落纤维的疏水性除菌滤器。

在纯水设备中与水接触的所有储罐、管道、管接头、阀、泵的材质应使用物理和化学性质稳定的无毒耐腐蚀的材料，如304、316、316L不锈钢。

纯化水设备及其输送系统的设计、安装、运行和维护应确保制纯化水达到其设定的质量标准，设备的运行产能不得超出其设计能力。

纯化水的制备、贮存和分配应采用循环方式或其他有效方式能防止微生物的滋生。

2.纯化水系统设备的清洁和使用　纯化水设备的操作人员，必须经过培训考核合格后才能上岗，其操作应能充分发挥制水设备的性能和产能。

纯化水岗位操作人对系统设备进行操作和定期的清洁、清洗和消毒，并有相关记录。

发现纯化水微生物污染达到警戒限度、纠偏限度时，应按相关操作规程予以处理。

每日生产制备纯化水进原水前，应对原水进水管路冲洗排放一次；原水水箱每月清洁一次；砂滤器：系统自动进行定期（使用运行30小时后）反冲清洗；活性炭过滤器：每月由纯化水系统操作人员进行巴氏消毒一次；并反冲排放清洗；软化器：由控制系统自动进行再生、冲洗、排放，操作人员定时检查记录情况；一二级反渗透：由控制系统每次起停前后自动进行膜的冲洗（低压冲洗，操作人员定时检查记录情况）；制备出水管路：每次产水输出到储罐前通过自动控制排放口排放一次；纯化水储罐及输送管路系统：每月巴氏消毒一次，每年碱洗一次；清洗消毒处理后，应对储罐和循环输送管路进行排放，直到排放水水质监测合格后才开始储存和回流进入储罐。纯化水系统停运一周以上再生产前，应进行清洗消毒。

对纯化水的储存和输送分配应保持封闭和循环，各用水车间不得自行储存纯化水，且纯化水箱内的纯化水储存时间不得超过24小时。超时没有能使用完时，则应将箱内的水全部放掉后重新制备。

当因停产放假设备停运超过两日以上时，每隔两天应运行设备两小时以上并做好运行记录，以使设备处于动态运行和监控状态，保证水质符合标准。

纯化水系统消毒和清洗期间不能使用。消毒操作开始前、纯化水系统责任人员应通知各使用部门暂停使用，消毒完成恢复供水后应通知各使用部门、各使用部门应在接到纯化水系统责任人员的通知后方可投入使用纯化水。

3.维护与维修管理　纯化水制备责任人员和维修责任人员应按相应维护检修程序要求，定期点检和维护保养设备，以确保制水设备和输配系统设施处于正常的工作状态。

长时间停产后，纯化水系统应首先按相应操作程序进行清洗消毒处理，并经现场中间水质监测符合规定后方可储存与投入使用。

纯化水储罐呼吸器，应按照精密过滤器管理规程要求、每六个月进行完整性检测及清洗消毒处理一次。检测中发现异常情况立即更换并作偏差处理；使用期满三年后应更换（更换时作完整性检测应符合要求、否则作偏差处理）。

（二）纯化水质量

依据《中国药》典（2020年版），什么是纯化水？性状如何？有哪些检查项目？

《中国药典》纯化水质量相关内容（包括但不仅限于）摘录如下，其他内容详见其全文。

1.纯化水　为饮用水经蒸馏法、离子交换法、反渗透法或其他适宜的方法制得的制药用水，不含任何添加剂。

2.性状　本品为无色的澄清液体；无臭。

3.其他质量检查　酸碱度、硝酸盐、亚硝酸盐、氨、电导率、总有机碳、易氧化物、不挥发物、重金属、微生物限度等，其中总有机碳和易氧化物两项可选做一项。

任务五　洁净区洁净度监测

一、学习目标

（一）知识目标

掌握洁净区洁净度的监测标准、方法及频率。

（二）技能目标

能够按要求完成洁净区洁净度的监测及其安排，并依据监测结果提出合理化建议。

（三）素质目标

培养独立自主完成工作任务的能力以及工作协调安排的能力，知晓洁净区洁净度监测的重要性；培养学生践行药品质量源于设计的理念。

二、任务描述

开展洁净区洁净度的监测工作。

三、获取资讯

洁净区需要对环境中尘粒及微生物数量进行控制的房间（区域），其建筑结构、装备及其使用应当能够减少该区域内污染物的引入、产生和滞留。

表2-42　洁净室监测标准、方法及频率

内容 \ 区域		洁净度级别			
		A级	B级	C级	D级
温湿度	标准	温度18~26℃，相对湿度45%~65%			
	测定频次	2次/日			
	位置	洁净室内操作间			
换气次数（风速）	标准	风速0.36~0.54m/s	换气次数40~60次/小时	换气次数20~40次/小时	换气次数≥15次/小时
	测定频次	1次/月	1次/月	1次/月	1次/3月
	位置	洁净室内进风口			
洁净空气压差	标准	不同级别之间洁净室≥10Pa，洁净室与非洁净室≥10Pa			
	测定频次	1次/日	1次/日	1次/日	1次/日
	位置	室内及室外			

续表

沉降菌	标准	纠偏限度	警戒限度	纠偏限度	警戒限度	纠偏限度	警戒限度	纠偏限度	警戒限度
	动态（Φ90mm）cfu/4小时	<1	<1	4	3	40	20	80	40
		标准要求							
	标准要求	<1		5		50		100	
	测定频次	1次/月		1次/月		1次/月		1次/3月	
	位置	洁净室内关键操作点							

表2-43　洁净室监测标准、方法及频率（续）

区域 内容			洁净级别							
			A级		B级		C级		D级	
悬浮粒子	标准		纠偏限度	警戒限度	纠偏限度	警戒限度	纠偏限度	警戒限度	纠偏限度	警戒限度
	静态	≥5μm	16	10	26	23	2320	1450	23200	14500
		≥0.5μm	2816	1760	3168	2816	28160	176000	2816000	1760000
		标准要求	≥5μm：20 ≥0.5μm：3520		≥5μm：29 ≥0.5μm：3520		≥5μm：2900 ≥0.5μm：3520		≥5μm：29000 ≥0.5μm：3520000	
	动态	≥5μm	16	10	2610	2320	23200	14500	不作规定	
		≥0.5μm	2816	1760	316800	281600	2816000	1760000		
		标准要求	≥5μm：20 ≥0.5μm：3520		≥5μm：2900 ≥0.5μm：352000		≥5μm：29000 ≥0.5μm：3520000		不作规定	
	测定频次		1次/月		1次/月		1次/月		1次/3月	
	位置		洁净室内关键操作点							
洁净区压缩空气	标准		标准要求		纠偏限度		警戒限度			
	悬浮粒子		≥5μm：29000 ≥0.5μm：3520000		≥5μm：23200 ≥0.5μm：2816000		≥5μm：14500 ≥0.5μm：1760000			
	菌落数		不得过100cfu/皿（内控标准：80cfu/皿）							
	测定频次		1次/3月							
	位置		各车间洁净区压缩空气出口任选2个点							
	澄明度及油分检测		纯化水及试管内壁水应澄清无色，无白点，无油迹；振荡试管，管壁不挂水珠							
	水分		通入压缩空气的硅胶不变色							

四、问题引导

（一）依据药品 GMP 规范（2010 年版），洁净区的洁净级别分为几级？其悬浮粒子和微生物是怎么样要求？

____

____

____

（二）依据医药工业洁净厂房设计标准（GB 50457–2019），洁净室空气监测项目和频次是怎样规定的？

____

____

____

（三）依据《中国药典》（2020 年版）的药品洁净实验室微生物监测和控制指导原则，对各洁净级别沉降菌的纠偏限是如何规定？

____

____

____

五、任务实施

监控任务：监控洁净室（区）的洁净状况。

现场监控员按工厂规定的更衣程序到达工作岗位，开展以下工作。

1.温湿度和房间静压差 由操作人员完成记录，现场监控员督促其执行，并在制剂各岗位的监控记录中填写温湿度、压差监测记录。

2.悬浮粒子监测 依据洁净室（区）悬浮粒子数监测操作规程，使用经校验合格并在有效期内的激光尘埃粒子计数器仪器，按说明书对仪器进行校正；在确定计数稳定后将干净无渗漏的采样管口置采样点采样，并在洁净区悬浮粒子监测记录中如实记录，见表2–44。

表2–44 洁净区悬浮粒子监测记录

测试部门		检验日期	
测试地点		报告日期	
洁净级别		测试状态	
检验依据			
实验用设备： 悬浮粒子测定仪：____________		设备编号：____________	

续表

采样方法： 1 仪器开机，按说明书的规定对仪器进行校正 2 采样管口置采样点采样时，在确定计数稳定后方可开始连续计数 3 采样管必须干净，严谨渗漏 4 采样管的长度应根据仪器的允许长度，除另有规定	实验记录： 采样人：

采样规则		A级	C级	D级
最小采样量	0.5μm	5.66L/次	2.83 L/次	2.83L/次
	5μm	—	5 L/次	5 L/次
最少采样点	<10	2~3	2	2
	≥ 10~<20		2	2
	≥ 20~<40		2	2
	≥ 40~<100			2
	≥ 100~<200			3
	≥ 200~<400			6
	≥ 400~<1000			13

数据计算：

1.采样点的平均悬浮粒子浓度A：

$$A=\frac{\sum_{i=1}^{n} Ci}{n}$$

A：某一采样点的平均粒子浓度，粒/m^3

Ci：某一采样点的粒子浓度（i=1，2，…，N），粒/m^3

n：某一采样点上的采样次数，次

2.平均值的均值M

$$M=\frac{\sum_{i=1}^{L} A_i}{L}$$

M：平均值的均值，即洁净室（区）的平均粒子浓度，粒/m^3

Ai：某一采样点的平均粒子浓度（i=1，2，…，N），粒/m^3

L：某一洁净室内的总采样点数，个。

3.标准差SE

$$SE=\sqrt{\frac{(A_1-M)^2+(A_2-M)^2+\ldots+(A_L-M)^2}{L(L-1)}}$$

SE：平均值均值的标准误差，粒/m^3。

4. 95%置信上限（UCL）

$$\mathrm{UCL}=M+t\times SE$$

UCL：平均值均值的95%置信上限，粒/m^3。

t：95%置信上限的t分布系数，见下表。

95%置信上限的t分布系数

采样点数L	2	3	4	5	6	7	8	9	>9
t	6.31	2.92	2.35	2.13	2.02	1.94	1.90	1.86	—

注：当采样点数多于9点时，不需要计算UCL

续表

悬浮粒子限度标准（最大允许数/立方米）		
洁净度级别	静态	
	≥0.5μm	≥5μm
A级	≤3520	≤20
C级	≤352000	≤2900
D级	≤3520000	≤29000
洁净度级别	动态	
	≥0.5μm	≥5μm
A级	≤3520	≤3520
C级	≤3520000	≤29000
D级	不作规定	不作规定

房间编号	粒子直径	取样点	粒子数目					均值A	均值M	结果判断
			1	2	3	4	5			
	0.5	1								
		2								
		3								
	5	1								
		2								
		3								
	0.5	1								
		2								
		3								
	5	1								
		2								
		3								
	0.5	1								
		2								
		3								
	5	1								
		2								
		3								
	0.5	1								
		2								
		3								
	5	1								
		2								
		3								

3.沉降菌监测　依据洁净室（区）沉降菌监测操作规程，①将已制备好的培养皿按采样点布置图逐个放置，然后从里到外逐个打开培养皿盖，使培养皿表面暴露在空气中；②静态测试时，培养皿暴露时间为30分钟以上，动态测试时，培养皿暴露时间为不大于4小时；③全部采样结束后，将培养皿倒置于恒温培养箱中培养；并在洁净区沉降菌监测记录中如实记录，见表2-45至表2-47。

表2-45　洁净区沉降菌监测记录

测试部门		测试状态	□动态　　□静态
测试地点		监测日期	
洁净级别		报告日期	
监测依据	《洁净区沉降菌检查操作规程》		

监测方法：

1.采样点数目

面积/m²	洁净度级别		
	A级	C级	D级
<10	2~3	2	2
≥10~<20	4	2	2
≥20~<40	8	2	2
≥40~<100	16	4	2
≥100~<200	40	10	3
≥200~<400	80	20	6

注：对于100级的单向流洁净室（区），包括100级洁净工作台，面积指的是送风口表面积；对于C级、D级的非单向流洁净室（区），面积指的是房间面积。

2.采样点位置：工作区采样点位置离地0.8~1.5m左右（略高于工作面）；可在关键设备或关键工作活动范围处增加测点

3.采样次数：每个采样点一般采样一次

4.最少培养皿数

洁净度级别	A级	C级	D级
最少培养皿数（*Φ*90）	14	2	2

5.测试步骤

（1）测试前培养基表面必须严格消毒

（2）将已制备好的培养皿按采样点布置图逐个放置，然后从里到外逐个打开培养皿盖，使培养皿表面暴露在空气中

（3）静态测试时，培养皿暴露时间为30分钟以上，动态测试时，培养皿暴露时间为不大于4小时

（4）全部采样结束后，将培养皿倒置于恒温培养箱中培养

（5）采用大豆酪蛋白琼脂培养基（TSA）配制的培养皿经采样后，在30~35℃培养箱中培养，时间不少于2日；采用沙氏培养基（SDA）配制的培养皿经采样后，在20~25℃培养箱中培养，时间不少于5日

（6）每批培养基应有对照试验，检验培养基本身是否污染，可每批选定3只培养皿作为对照培养

（7）培养皿在用于检测时，为避免培养皿运输或搬动过程造成的影响，宜同时进行对照试验，每次或每个区域取1个对照皿，与采样皿同法操作但不需暴露采样，然后与采样后的培养皿（TSA或SDA）一起放入培养箱内培养，结果应无菌生长

表2-46 洁净区沉降菌监测记录（续）

测试部门		测试状态	□动态 □静态
测试地点		监测日期	
洁净级别		报告日期	
监测依据	《洁净区沉降菌检验标准操作规程》		

培养箱型号及编号：__________ 超净工作台型号及编号：__________
培养基名称：__________ 培养基配制批号：__________
培养温度：__________ 培养时间：__________

洁净室名称	面积 m^2	取样点编号	菌落数（cfu/皿）	平均值（cfu/皿）	洁净室名称	面积 m^2	取样点编号	菌落数（cfu/皿）	平均值（cfu/皿）
		1					1		
		2					2		
		1					1		
		2					2		
		1					1		
		2					2		
		1					1		
		2					2		
		1					1		
		2					2		
		1			培养基空白对照		1		
		2					2		
		1					3		
		2			采样空白对照		——		——
标准规定：D级应不得过100cfu/4小时；B级应不得过5cfu/4小时									
结论：□符合规定 □不符合规定									

4.压缩空气质量监测 依据洁净用压缩空气质量标准及监测操作规程，悬浮粒子按“洁净室（区）悬浮粒子数监测操作规程”操作，需氧菌总数按薄膜过滤法进行操作，油渍则用压缩空气对着装有滤纸的烧杯口吹气至少10分钟，如果滤纸上有油渍，说明压缩空气含油，否则不含油；水分则用压缩空气对着装有变色硅胶的U形管口吹气至少10分钟，如果变色硅胶变色，说明压缩空气含水，否则不含水，并在洁净区压缩空气监测记录中如实记录，见表2-47。

表2-47 洁净区压缩空气监测记录

测试部门		检验日期	
测试地点		报告日期	
洁净级别		测试状态	

续表

检验依据	《洁净区压缩空气检验标准操作规程》						
过滤水量100ml/膜							阴性对照
需氧菌总数培养	滤膜1菌落数(cfu/膜)						cfu /膜
	滤膜2菌落数(cfu/膜)						
	平均菌落数(cfu /膜)						cfu膜
结论							

六、评价反馈

(一)指导教师评价

序号	重点评价内容	评价标准	标准分值	评价得分
1	温湿度 房间静压差	能检查环境温湿度、房间静压差是否达到生产要求	10	
2	悬浮粒子监测	能依据洁净室设置要求，监测悬浮粒子测试方法、数据统计是否符合要求，结果判断的正确性	35	
3	沉降菌监测	能依据洁净室设置要求，监测沉降菌测试方法、计数方法是否符合要求，对检测结果进行判定	30	
4	洁净用 压缩空气监测	监测悬浮粒子测试方法、数据统计是否符合要求，需氧菌、油渍、水分是否符合要求	20	
5	自主学习	能主动查阅资料，及时填写记录	5	
合计总分			100	

(二)学生评价

学生姓名:	
你是否参与洁净室监测的实训?	
你都完成了哪些具体任务?	
除了完成实训任务， 你还做了哪些工作?	
你认为本次实训有什么需要 改进的问题吗?	
本次课你有什么收获吗? 你都学到了什么?	

七、知识拓展

（一）药品GMP（2010年修订）附录无菌制剂

洁净区洁净级别分为几个，分别是哪些？

药品GMP附录“无菌制剂”相关内容（包括但不仅限于）摘录如下，其他内容详见其全文。

第三章　洁净度级别及监测

第九条　无菌药品生产所需的洁净区可分为以下4个级别：

A级：高风险操作区，如灌装区、放置胶塞桶和与无菌制剂直接接触的敞口包装容器的区域及无菌装配或连接操作的区域，应当用单向流操作台（罩）维持该区的环境状态。单向流系统在其工作区域必须均匀送风，风速为0.3~0.54m/s（指导值）。应当有数据证明单向流的状态并经过验证。

在密闭的隔离操作器或手套箱内，可使用较低的风速。

B级：指无菌配制和灌装等高风险操作A级洁净区所处的背景区域。

C级和D级：指无菌药品生产过程中重要程度较低操作步骤的洁净区。

以上各级别空气悬浮粒子的标准规定如下表：

洁净度级别	悬浮粒子最大允许数/立方米			
	静态		动态(3)	
	≥0.5μm	≥5.0μm(2)	≥0.5μm	≥5.0μm
A级(1)	3520	20	3520	20
B级	3520	29	352000	2900
C级	352000	2900	3520000	29000
D级	3520000	29000	不作规定	不作规定

注：（1）为确认A级洁净区的级别，每个采样点的采样量不得少于1立方米。A级洁净区空气悬浮粒子的级别为ISO 4.8，以≥5.0μm的悬浮粒子为限度标准。B级洁净区（静态）的空气悬浮粒子的级别为ISO5，同时包括表中两种粒径的悬浮粒子。对于C级洁净区（静态和动态）而言，空气悬浮粒子的级别分别为ISO7和ISO8。对于D级洁净区（静态）空气悬浮粒子的级别为ISO8。测试方法可参照ISO14644-1。

（2）在确认级别时，应当使用采样管较短的便携式尘埃粒子计数器，避免≥5.0μm悬浮粒子在远程采样系统的长采样管中沉降。在单向流系统中，应当采用等动力学的取样头。

（3）动态测试可在常规操作、培养基模拟灌装过程中进行，证明达到动态的洁净度级别，但培养基模拟灌装试验要求在“最差状况”下进行动态测试。

第十条　应当按以下要求对洁净区的悬浮粒子进行动态监测：

（1）根据洁净度级别和空气净化系统确认的结果及风险评估，确定取样点的位置并进行日常动态监控。

（2）在关键操作的全过程中，包括设备组装操作，应当对A级洁净区进行悬浮粒子监测。生产过程中的污染（如活生物、放射危害）可能损坏尘埃粒子计数器时，应当在设备调试操作和模拟操作期间进行测试。A级洁净区监测的频率及取样量，应能及时发现所有人为干预、偶发事件及任何系统的损坏。灌装或分装时，由于产品本身产生粒子或液滴，允许灌装点≥5.0μm的悬浮粒子出现不符合标准的情况。

（3）在B级洁净区可采用与A级洁净区相似的监测系统。可根据B级洁净区对相邻A级洁净区的影响程度，调整采样频率和采样量。

（4）悬浮粒子的监测系统应当考虑采样管的长度和弯管的半径对测试结果的影响。

（5）日常监测的采样量可与洁净度级别和空气净化系统确认时的空气采样量不同。

（6）在A级洁净区和B级洁净区，连续或有规律地出现少量≥5.0μm的悬浮粒子时，应当进行调查。

（7）生产操作全部结束、操作人员撤出生产现场并经15~20分钟（指导值）自净后，洁净区的悬浮粒子应当达到表中的“静态”标准。

（8）应当按照质量风险管理的原则对C级洁净区和D级洁净区（必要时）进行动态监测。监控要求以及警戒限度和纠偏限度可根据操作的性质确定，但自净时间应当达到规定要求。

（9）应当根据产品及操作的性质制定温度、相对湿度等参数，这些参数不应对规定的洁净度造成不良影响。

以上是药品GMP附录洁净区（室）有关悬浮粒子的规定，其微生物的相关规定见药品GMP附录无菌制剂和医药工业洁净厂房设计规范等国家标准内容。

项目三　中药生产过程取样与中间产品放行

本项目所述中药制剂生产现场监控员的职责，包括但不仅限于以下内容。

(1)负责中药生产过程取样，负责现场取样工具和样品容器清洁、消毒、保管，根据生产进度准备取样器具，如实填写取样记录、取样证，贴“取样标签”。

(2)负责中间产品审核，并填写“中间产品放行审核单”“取样证”。

中药生产过程取样、中间产品放行常常在实际工作中穿插于中药产品的生产过程，但为了让本项目主题更明确、更容易理解，将其相关内容单列。

任务一　中药生产过程取样

一、学习目标

（一）知识目标

掌握中药生产过程取样方法，中间产品放行审核方法，熟悉取样规则。

（二）技能目标

能够按要求完成中药生产过程取样，使样品具有代表性。

（三）素质目标

学会与岗位人员进行沟通，领悟取样对样品检测结果影响的重要性，培养学生良好的职业意识。

二、任务描述

开展中药生产过程的取样工作。

三、获取资讯

（一）取样器具

取样辅助工具包括：包装开启工具、除尘设备、重新封口包装的材料。必要时，取样前应清洁待取样的包装。

各种移液管、小杯、烧杯、长勺、漏斗等可用于取低黏度的液体，应尽可能避免使用玻璃器皿。高黏度的液体可用适宜的惰性材料制成的取样器具。粉末状与粒状固体可用刮铲、勺、取样钎等取样。无菌物料的取样必须在无菌条件下进行。

取样器具使用后充分清洗，干燥，并存放在清洁的环境里，必要时，使用前用水或适当的溶剂淋洗、干燥。

清洗干净备用的取样工具应在一周内使用，过期应重新清洗，用于检验微生物限度样品的各取样工具在3天内使用，超过时间应重新灭菌。所有取样工具在使用前应用75%的乙醇进行消毒。

（二）取样原则

对于物料一般采用简单随机取样原则。对于产品除要考虑随机取样原则外，还要关注在生产过程中的偏差和风险，应抽取可能存在缺陷的产品进行检验。

取样操作要保证样品的代表性。一般情况下所取样品不得重新放回到原容器中。

取样后应分别进行样品的外观检查，必要时进行鉴别检查。若每个样品的结果一致，则可将其合并为一份样品，并分装为检验样品、留样样品。

取样量通常根据取样目的来确定。需全检的取样量至少为全检验三倍量，其中包括检验、复验、留样量。

（三）取样操作规程和记录

取样操作规程的要求：取样方法、所用取样器具、样品量、存放样品容器的类型和状态、样品容器的标识、取样注意事项（尤其是无菌或有害物料的取样以及防止取样过程中污染和交叉污染的注意事项）、贮存条件、取样器具的清洁方法和贮存要求、剩余物料的再包装方式。

取样员接到“请验单”或“物料请验单”后应对物料取样进行编号，所有取样编号应记录于取样记录中，以免造成重复。

取样员编写取样编号，取样编号即为检验单号。取样编号方法如下：

原料	YL+2位年编号+2位月编号+2位流水号
中药材	ZY+2位年编号+2位月编号+2位流水号
辅料	FL+2位年编号+2位月编号+2位流水号
包装材料	BC+2位年编号+2位月编号+2位流水号
饮用水	YW+2位年编号+2位月编号+2位流水号
纯化水	CW+2位年编号+2位月编号+3位流水号
注射用水	ZW+2位年编号+2位月编号+3位流水号
中间体	ZJ+2位年编号+2位月编号+2位流水号
化工	HG+2位年编号+2位月编号+2位流水号

取样员填写取样记录。

已取样的物料和产品的外包装上应贴上“取样证”，标明取样量、取样人和取样日期。

取回样品的容器应当贴有“取样标签”，注明样品品名、批号、取样日期、取样量、取样人、储存条件信息。

（四）样品的容器、转移和贮存

样品的容器应能够防止受到环境、微生物、热原等污染，容器应避免与样品发生反应、吸附或引起污染，并根据样品的贮存要求，能避光、隔绝空气与水分，防止样品出现较原包装更易降解、潮解、吸湿、挥发等情况。样品容器一般应密封，最好有防止随意开启的装置。

取样后应及时转移，其转移过程应能防止污染，不得影响样品质量。

样品贮存在分样柜。样品的贮存条件应与相应的物料与产品的贮存条件一致。

所取样品不得重新放回的物料包装容器中。

（五）取样件数和取样量的一般规定

若总件数为n，则当$n \leqslant 3$时，每件取样；当$3<n \leqslant 300$时，按$\sqrt{n}+1$件随机取样；当$n>300$时，按$\sqrt{\frac{n}{2}}+1$件随机取样。取样量需根据检测项目确定，不少于1倍检验量。

四、问题引导

（一）从同批药材和饮片包件中抽取供检验用样品的一般原则是什么？

____

____

____

（二）取样记录至少应包括哪些内容？

____

____

____

（三）依据 GB/T 2828 计数抽样检验程序，什么是 AQL？

____

____

____

五、任务实施

中药生产现场监控员按工厂规定的更衣程序，提前10分钟到达工作岗位开展以下工作。

（一）取样前准备

当接到请验单（表3-1）后或巡查到岗发现要出料，准备取样证（表3-2）、取样标签（表3-3）和取样器具，核对请验单和取样证、取样标签的信息是否正确，在请验部门岗位人员协助下完成取样工作，请不要自行操作设备。

表3-1　请验单

品名		请验单位	
批号		件数	
规格		数量	
请验人		请验日期	
接收人		取样日期	
备注：			

注：一式两联

表3-2　取样证

SR-10-004-01

xxxxxxxxxx有限公司

取　样　证

品　　　　名____________________

编　号/批　号____________________

规　　　　格____________________

数　　　　量____________________

总　　件　　数____________________

取　样　件　数____________________

本批总取样量____________________

此件取样量____________________

取　　样　　人____________________

取　样　日　期_____年_____月_____日

表3-3　取样标签

取样标签

品　　名：

规　　格：

批　　号：

编　　号：

数　　量：

取样日期：

贮存条件：

（二）中药前处理过程取样

1.炮制品 在干燥间，用手套或取样勺在不同烘盘的不同部位取样，满足样品的均匀性。将样品放入自封袋中。

2.细粉、粉末 在总混间，用取样棒在上、中、下等不同部位取样，但不一定从同一件的不同部位取样，而可在多件的不同部位取样，满足样品的均匀性。将样品倒入自封袋中。

3.提取物 在提取间，岗位人员打开出料口，取样员用瓢接料。

4.回收乙醇 在乙醇回收岗位，取样员用瓢接料。

完成取样后，填写取样记录见表3-4，开具取样证交给岗位负责人，贴上取样标签保存好样品，及时送样。

表3-4 中药前处理提取车间现场监控取样记录

<table>
<tr><th>品名</th><th></th><th>批号</th><th></th><th>岗位</th><th></th></tr>
<tr><td>物料类别</td><td>□粉末□细粉□清膏□稠膏
□炮制品□回收乙醇</td><td>检验
项目</td><td colspan="3">□外观□性状□水分
□相对密度
□药屑及杂质□粒度</td></tr>
<tr><td>盛装容器
□N/A</td><td>□自封袋□瓢</td><td>处理
时间
□N/A</td><td></td><td>处理人
□N/A</td><td></td></tr>
<tr><td>取样工具
□N/A</td><td>□取样勺□取样棒□手套</td><td>处理
时间
□N/A</td><td></td><td>处理人
□N/A</td><td></td></tr>
<tr><td>取样件数
□N/A</td><td colspan="5">当 $n \leq 3$ 时，每件取样；当 $3<n \leq 300$ 时，按 $\sqrt{n}+1$ 件随机取样；当 $n>300$ 时，按 $\sqrt{\frac{n}{2}}+1$ 件随机取样</td></tr>
<tr><td rowspan="6">取样过程</td><td>取样点</td><td colspan="4">A□编号________ H□中间体（清膏、稠膏） M□回收乙醇
B□编号________ J□烘箱设备编号_____
C□编号________ K□烘箱设备编号_____
D□编号________
E□编号________
F□设备异常停机再启动
G□其他________</td></tr>
<tr><td rowspan="5">取样
数量</td><td>取样点：</td><td>____□g□ml</td><td>外观</td><td></td></tr>
<tr><td>取样点：</td><td>____□g□ml</td><td>外观</td><td></td></tr>
<tr><td>取样点：</td><td>____□g□ml</td><td>外观</td><td></td></tr>
<tr><td>取样点：</td><td>____□g□ml</td><td>外观</td><td></td></tr>
<tr><td>取样点：</td><td>____□g□ml</td><td>外观</td><td></td></tr>
</table>

续表

取样结束	是否开取样证　□是____张　　□否						
取样人		日期		收样人 □N/A		日期 □N/A	
异常情况 □N/A				QA主管 □N/A		日期 □N/A	

注：（1）“外观”指直接可以观察到现象，包括但不限于，物料状态（颗粒、粉末、虫蛀、霉变等）、颜色、异物、批号是否正确、批号、生产日期、有效期至数字是否清晰、完整、不脱落等。

（2）“异常情况”，现场监控员在现场取样过程发现任何异常。

（3）取样件数适用于净选、干燥、总混后取细粉或粉末。

（三）口服固体制剂生产过程取样

1.制粒干燥颗粒　在制粒干燥间，一步制粒机在取样口取样，将样品倒入样品盒中，盖好盖子；在烘箱取样里面取样，用取样勺在烘箱上、中、下层盘子随机取样。将样品倒入样品盒中，盖好盖子。

2.总混颗粒　在中间站，用洁净干燥的取样棒取样，从确定的取样件数内抽取样品；用取样棒在上、中、下等不同部位取样，但不一定从同一件的不同部位取样，而可在多件的不同部位取样，满足样品的均匀性。将样品倒入样品盒中，盖好盖子。

3.素片　在压片间，检测试压片时，在左、右轨道出口取样；正式压片，根据压片时间，在前、中、后段或前后段，在接料筛里面用取样勺随机取样。将样品倒入样品盒中，盖好盖子。

4.包衣　用取样勺在包衣锅内的前、中、后或左、中、右随机取样，将样品倒入样品盒中，盖好盖子。

5.素粒　在胶囊填充间，检测试填充时，在出料口取样；正式填充，根据填充时间，在前、中、后段，在生产车间接料筛里面用取样勺随机取样。将样品倒入样品盒中，盖好盖子。

6.浸膏　在微波干燥间，干燥出料冷却后，用夹子随机取样。将样品放入样品盒中，盖好盖子。

7.铝塑板包装　在铝塑包装间，测试包装时，在洁净区传输带上取样；正式包装，根据物料剩余量，在前、中、后段，在洁净区传输带上随机取样。

8.瓶装　在瓶装间，根据物料剩余量，在前、中、后段，在洁净区传输带上随机取样。

9.颗粒包装　在颗粒包装间，检测试包装时，在岗位各台设备接料筛中取样；正式包装，根据物料剩余量，在前、中、后段，在岗位各台设备接料筛中随机取样。

10.外包装　在外包装间，根据物料剩余量，在包装的前、中、后段取样。

完成取样后，填写取样记录见表3-5，开具取样证交给岗位负责人，贴上取样标签，保存好样品，及时送样。

表3-5　口服固体制剂车间现场取样记录

<table>
<tr><th>品名</th><th colspan="3"></th><th>批号</th><th></th><th>岗位</th><th></th></tr>
<tr><td>物料类别</td><td colspan="3">□颗粒□素片□包衣片
□浸膏□胶囊素粒
□药用复合袋□铝塑板
□聚乙烯瓶□成品</td><td>检验项目</td><td colspan="3">□外观□性状□水分
□密封性□脆碎度
□装量差异□片重差异
□崩解时限□硬度
□粒度</td></tr>
<tr><td>盛装容器
□N/A</td><td colspan="3">□自封袋□样品盒</td><td>处理时间
□N/A</td><td></td><td>处理人
□N/A</td><td></td></tr>
<tr><td>取样工具
□N/A</td><td colspan="3">□取样勺□取样棒□夹子□手套</td><td>处理时间
□N/A</td><td></td><td>处理人
□N/A</td><td></td></tr>
<tr><td>取样件数
□N/A</td><td colspan="7">当 $n\leq 3$ 时，每件取样；当 $3<n\leq 300$ 时，按 $\sqrt{n}+1$ 随机取样；当 $n>300$ 时，按 $\sqrt{\frac{n}{2}}+1$ 件随机取样</td></tr>
<tr><td rowspan="6">取样过程</td><td>取样点</td><td colspan="6">A□前段　F □编号____　L □第一亚批
B□中段　G □编号____　M□第二亚批
C□后段　H □编号____　N □第三亚批
J □编号____　O □第四亚批
K □编号____
D□设备异常停机再启动
E□其他____</td></tr>
<tr><td rowspan="5">取样数量</td><td>取样点：</td><td colspan="2">____□板□袋□瓶□g</td><td>外观</td><td colspan="2"></td></tr>
<tr><td>取样点：</td><td colspan="2">____□板□袋□瓶□g</td><td>外观</td><td colspan="2"></td></tr>
<tr><td>取样点：</td><td colspan="2">____□板□袋□瓶□g</td><td>外观</td><td colspan="2"></td></tr>
<tr><td>取样点：</td><td colspan="2">____□板□袋□瓶□g</td><td>外观</td><td colspan="2"></td></tr>
<tr><td>取样点：</td><td colspan="2">____□板□袋□瓶□g</td><td>外观</td><td colspan="2"></td></tr>
<tr><td>取样结束</td><td colspan="7">是否开取样证　□是____张　□否</td></tr>
<tr><td>取样人</td><td></td><td>日期</td><td></td><td>收样人
□N/A</td><td></td><td>日期
□N/A</td><td></td></tr>
<tr><td>异常情况
□N/A</td><td colspan="3"></td><td>QA主管
□N/A</td><td></td><td>日期
□N/A</td><td></td></tr>
</table>

注：（1）“外观”指直接可以观察到现象，包括但不限于，物料状态（结晶、颗粒、粉末等）、颜色、异物、批号是否正确、批号、生产日期、有效期至数字是否清晰、完整、不脱落，片面是否完整光洁、泡罩是否完整、铝板是否平整等。

（2）“异常情况”，现场监控员在现场取样过程发现任何异常。

（3）取样件数适用于总混后中间站取颗粒。

（四）口服液体制剂生产过程取样

1.糖浆　在化糖间，在糖浆贮存器，用瓢取样，放入玻璃瓶中。

2.配液　在配液间，岗位人员打开出料口，舍去最初流出来的物料，取样员用瓢接料，倒入玻璃瓶。

3.灌装　在灌装间，根据物料剩余量，在前、中、后段，在洁净区传输带上随机取样。

4.外包装　在外包装间，根据物料剩余量，在包装的前、中、后段取样。

完成取样后，填写取样记录，见表3-6，开具取样证交给岗位负责人，贴上取样标签保存好样品，及时送样。

表3-6　口服液体制剂车间现场取样记录

<table>
<tr><th>品名</th><th colspan="4"></th><th>批号</th><th colspan="2"></th><th colspan="2">岗位</th><th></th></tr>
<tr><td>物料类别</td><td colspan="4">□糖浆□中间体□成品</td><td>检验项目</td><td colspan="5">□外观□性状
□密封性□相对密度
□装量差异</td></tr>
<tr><td>盛装容器
□N/A</td><td colspan="4">□自封袋□瓢</td><td>处理时间
□N/A</td><td colspan="2"></td><td colspan="2">处理人
□N/A</td><td></td></tr>
<tr><td>取样工具
□N/A</td><td colspan="4">□瓢</td><td>处理时间
□N/A</td><td colspan="2"></td><td colspan="2">处理人
□N/A</td><td></td></tr>
<tr><td rowspan="5">取样过程</td><td>取样点</td><td colspan="9">A□前段　　F□糖浆第一亚批
B□中段　　G□糖浆第二亚批
C□后段　　H□中间体
D□设备异常停机再启动
E□其他________</td></tr>
<tr><td rowspan="4">取样数量</td><td>取样点:</td><td colspan="3">____□瓶□g□ml</td><td>外观</td><td colspan="4"></td></tr>
<tr><td>取样点:</td><td colspan="3">____□瓶□g□ml</td><td>外观</td><td colspan="4"></td></tr>
<tr><td>取样点:</td><td colspan="3">____□瓶□g□ml</td><td>外观</td><td colspan="4"></td></tr>
<tr><td>取样点:</td><td colspan="3">____□瓶□g□ml</td><td>外观</td><td colspan="4"></td></tr>
<tr><td>取样结束</td><td colspan="10">是否开取样证　□是________张　□否</td></tr>
<tr><td>取样人</td><td></td><td colspan="2">日期</td><td></td><td>收样人
□N/A</td><td colspan="3"></td><td>日期
□N/A</td><td></td></tr>
<tr><td>异常情况
□N/A</td><td colspan="4"></td><td>QA主管
□N/A</td><td colspan="3"></td><td>日期
□N/A</td><td></td></tr>
</table>

注：（1）“外观”指直接可以观察到现象，包括但不限于，物料状态（团块等）、颜色、异物、批号是否正确、批号、生产日期、有效期至数字是否清晰、完整、不脱落等。

（2）“异常情况”，现场监控员在现场取样过程发现任何异常。

（五）中间产品取样

现场监控员负责各中间产品取样（除需做微生物中间产品），将请验单信息与包装信息校对，品名、批号、件数（如有）、数量（如有），取样方法如下。

1.颗粒用取样棒斜角插入，在包装容器上、中、下部位，检查外观，外观应色泽均匀，无结块、结团。外观符合要求倒入样品容器。用天平称取样品的数量，填写取样记录、取样证。

2.中药材炮制品、素片、胶囊、包衣片，将外包装整体适度倾斜，用手在每件上、中、下随机取样，检查外观，中药材炮制品外观无虫蛀、无霉变、无泛油；素片外观完整光洁，色泽均匀；胶囊外观无叉囊、无瘪囊；包衣片外观完整光洁，色泽均匀。外观符合要求倒入样品容器。用天平称取样品的数量，填写取样记录、取样证。

3.细粉用取样棒斜角插入，在包装容器上、中、下部位，检查外观，外观应色泽均匀，无结块、结团。外观符合要求，倒入样品容器，先装微生物检验再装理化检验样品容器。用天平称取样品的数量，填写取样记录、取样证。

4.中药前处理稠膏和口服液体制剂中间产品用瓢在容器放料口取样，装入取样瓶，检查外观，应无沉淀、无团块、色泽均匀、无焦屑等。用天平称取样品的数量，填写取样记录、取样证。

5.回收乙醇在回收乙醇贮存罐用瓢取样，检查外观，应澄清无异物。用量筒量取样量，填写取样记录、取样证。

6.取样过程中如发现外观不符合要求，取样人员应立即停止取样，将观察到的不符合现象记录在取样记录中，及时通知请验人员并上报部门主管。

7.若物料不具有物理均匀性，则需要使用特殊的取样方法取出有代表性的样品。可以根据物料的性质，在取样前，恢复物料的均匀性。例如，分层的液体可以通过搅拌解决均匀性问题；液体中的沉淀可以通过温和升温和搅动溶解。

8.取样结束后，请验单位应协助取样员，将取样后的剩余物料再包装好，如是桶装物料，将内层塑料袋用扎丝扎紧，将桶盖封好后；如是袋装物料，需要将取样口扎紧。如需密封贮存，需加密封措施。

9.在样品容器上贴上取样标签。现场监控员将请验单、中间产品取样记录（表3-7）、取样证（如有）和中间产品及时交给收样员。

表3-7　中间产品取样记录

<table>
<tr><th>品名</th><th colspan="2"></th><th>批号</th><th colspan="3"></th></tr>
<tr><td>样品容器</td><td colspan="2">□自封袋　□具塞玻璃瓶</td><td>处理时间
□N/A</td><td></td><td>处理人
□N/A</td><td></td></tr>
<tr><td>取样工具
□N/A</td><td colspan="2">□取样勺　□取样棒　□液体取样器　□手套　□瓢</td><td>处理时间
□N/A</td><td></td><td>处理人
□N/A</td><td></td></tr>
<tr><td>取样地点</td><td colspan="2">□库房一般区　□库房取样室
□生产车间一般区　□生产车间洁净区</td><td>取样编号</td><td colspan="3"></td></tr>
<tr><td rowspan="10">取样过程</td><td>取样岗位</td><td></td><td>物料类别</td><td colspan="3"></td></tr>
<tr><td>现场件数</td><td colspan="5">N=　□桶□袋□罐□箱</td></tr>
<tr><td>取样件数</td><td colspan="5">□若$n \leq 3$件，应取样件数________件，实际取样件数________件
□若$3<n \leq 300$件，应取样件数________件，实际取样件数________件</td></tr>
<tr><td rowspan="7">取样数量</td><td>编号_</td><td>____□片□g□ml</td><td>外观</td><td colspan="2"></td></tr>
<tr><td>编号_</td><td>____□片□g□ml</td><td>外观</td><td colspan="2"></td></tr>
<tr><td>编号_</td><td>____□片□g□ml</td><td>外观</td><td colspan="2"></td></tr>
<tr><td>编号_</td><td>____□片□g□ml</td><td>外观</td><td colspan="2"></td></tr>
<tr><td>编号_</td><td>____□片□g□ml</td><td>外观</td><td colspan="2"></td></tr>
<tr><td>编号_</td><td>____□片□g□ml</td><td>外观</td><td colspan="2"></td></tr>
<tr><td>编号_</td><td>____□片□g□ml</td><td>外观</td><td colspan="2"></td></tr>
</table>

续表

取样结束	□混合样品，封装，贴取样标签　　□未混合，封装，贴取样标签				
	取样件复原方式：□原件复原　　□加密封措施　　□N/A				
	是否粘贴取样证　　□是______张　　□否				
现场监控员 □N/A		QC取样员		收样人	
异常情况 □N/A					

注：（1）“编号”为中间产品包装标识上面的编号。
（2）“外观”为目测所观察物料状态（颗粒、细粉、膏体等）、颜色、异物等。
（3）QA发现异常，填写异常情况同时上报QA主管，QA主管在异常情况栏签名确认收到上报。
（4）QC取样员或分样员发现异常，填写异常情况同时上报QC主管，QC主管在异常情况栏签名确认收到上报。
（5）均无异常由分样员在异常情况□N/A，打“√”。

（六）非无菌制剂成品取样

1.内包装岗位人员开始包装，填写请验单，现场监控员根据物料包装情况，在内包装岗位分前、中、后段随机取样，取样量见《（成品）取样量一览表》。填写取样证、取样标签、内包岗位成品取样记录（表3-8），内包装岗位取样用于成品全检。

表3-8　内包岗位成品取样记录

品名		批号		规格	
岗位		取样编号			
样品容器	□自封袋□具塞玻璃瓶□塑料袋	处理时间 □N/A		处理人 □N/A	
取样工具 □N/A	□取样勺□取样棒□液体取样器	处理时间 □N/A		处理人 □N/A	
取样地点	□口服固体制剂车间一般区　□口服固体制剂车间洁净区 □口服液体制剂车间一般区　□口服液体制剂车间洁净区 □中药饮片车间一般区　□中药饮片车间洁净区 □中药提取车间一般区　□中药提取车间洁净区				
取样过程	取样点	□前段　□中段　□后段　□设备异常停机再启动 □其他异常__________			
	取样数量	前段	____□板□袋□瓶□g	外观	
		中段	____□板□袋□瓶□g	外观	
		后段	____□板□袋□瓶□g	外观	
		异常	____□板□袋□瓶□g	外观	
取样结束	贴取样标签				

续表

现场监控员 □N/A		QC取样员		收样人	
异常情况 □N/A					

注：(1)"外观"指直接可以观察到现象，包括但不限于，批号是否正确、批号、生产日期、有效期至数字是否清晰、完整、不脱落，片面是否完整光洁、有无异物等。

(2)QA发现异常，填写异常情况同时上报QA主管，QA主管在异常情况栏签名确认收到上报。

(3)QC分样员发现异常，填写异常情况同时上报QC主管，QC主管在异常情况栏签名确认收到上报。

(4)均无异常由分样员在异常情况□N/A，打"√"。

2.成品留样，现场监控员根据生产进度，在外包装岗位随机取样，留样量见《(成品)取样量一览表》，外包装结束后，外包岗位填写请验单交现场监控员。填写取样证、取样标签、外包岗位成品取样记录(表3-9)，外包装岗位取样用于留样。

表3-9　外包岗位成品取样记录

品名				批号	
包装规格				取样编号	
取样地点	□库房　□口服固体制剂车间　□口服液体制剂车间 □中药饮片车间　□中药提取车间				
取样过程	取样点	□前段　□中段　□后段 □异常　□退货			
	取样数量	前段	____□盒□瓶	外观	
		中段	____□盒□瓶	外观	
		后段	____□盒□瓶	外观	
		异常	____□盒□瓶	外观	
		退货	____□盒□瓶	外观	
现场监控员 □N/A		QC取样员		收样人	
异常情况 □N/A					

注：(1)"外观"指直接可以观察到现象，包括但不限于，批号是否正确、批号、生产日期、有效期至数字是否清晰、完整、不脱落。

(2)QA发现异常，填写异常情况同时上报QA主管，QA主管在异常情况栏签名确认收到上报。

(3)QC分样员发现异常，填写异常情况同时上报QC主管，QC主管在异常情况栏签名确认收到上报。

(4)均无异常由分样员在异常情况□N/A，打"√"。

六、评价反馈

（一）指导教师评价

序号	重点评价内容	评价标准	标准分值	评价得分
1	取样前准备	能依据指令，正确地检查投料状况	10	
2	中药前处理取样	能按要求完成炮制品、细粉（粉末）、提取物、回收乙醇的取样工作，及时填写记录，贴取样标签，送样	15	
3	口服固体制剂过程取样	能按要求完成制粒干燥颗粒、总混颗粒、素片、包衣、素粒、浸膏、内包装产品和外包装产品的取样工作，及时填写记录，贴取样标签，送样	20	
4	口服液体制剂取样	能按要求完成在化糖、配液、灌装、外包装产品的取样工作，及时填写记录，贴取样标签，送样	20	
5	中间产品取样	能按要求完成颗粒、素片、稠膏等中间产品的取样工作，及时填写记录，贴取样标签，送样	15	
6	非无菌成品取样	能按要求完成在内包装、外包装岗位完成成品的取样工作，及时填写记录，贴取样标签，送样	15	
7	自主学习	能主动查阅资料，及时填写记录	5	
合计总分			100	

（二）学生评价

学生姓名：	
你是否参与取样实训？	
你都完成了哪些具体任务？	
除了完成实训任务， 你还做了哪些工作？	
你认为本次实训有什么需要 改进的问题吗？	
本次课你有什么收获吗？ 你都学到了什么？	

七、知识拓展

（一）《中药药典》（2020年版）药材和饮片取样法

《中国药典》中有关典药材和饮片取样法相关内容（包括但不仅限于）摘录如下，其他内容详见其全文。

1.取样时均应符合下列有关规定

（1）抽取样品前，应核对品名、产地、规格等级及包件式样，检查包装的完整性、清洁程度以及有无水迹、霉变或其他物质污染等情况，详细记录。凡有异常情况的包件，应单独检验并拍照。

（2）从同批药材和饮片包件中抽取供检验用样品的原则：

总包件数不足5件的，逐件取样；5~99件，随机抽5件取样；100~1000件，按5%比例取样；超过1000件的，超过部分按1%比例取样；贵重药材和饮片，不论包件多少均逐件取样。

（3）每一包件至少在2~3个不同部位各取样品1份；包件大的应从10cm以下的深处在不同部位分别抽取；对破碎的、粉末状的或大小在1cm以下的药材和饮片，可用采样器（探子）抽取样品；对包件较大或个体较大的药材，可根据实际情况抽取有代表性的样品。

每一包件的取样量：一般药材和饮片抽取100~500g；粉末状药材和饮片抽取25~50g；贵重药材和饮片抽取5~10g。

（4）将抽取的样品混匀，即为抽取样品总量。若抽取样品总量超过检验用量数倍时，可按四分法再取样，即将所有样品摊成正方形，依对角线划“×”，使分为四等份，取用对角两份；再如上操作，反复数次，直至最后剩余量能满足供检验用样品量。

（5）最终抽取的供检验用样品量，一般不得少于检验所需用量的3倍，即1/3供实验室分析用，另1/3供复核用，其余1/3留样保存。

（二）药品GMP（2010年版）附录取样

药品GMP附录“取样”相关内容（包括但不仅限于）摘录如下，其他内容详见其全文。

第二章　原　则

第四条　取样操作要保证样品的代表性。一般情况下所取样品不得重新放回到原容器中。

第三章　取样设施

第五条　取样设施应能符合以下要求：

1.取样区的空气洁净度级别应不低于被取样物料的生产环境；

2.预防因敞口操作与其他环境、人员、物料、产品造成的污染及交叉污染；

3.在取样过程中保护取样人员；

4.方便取样操作，便于清洁。

第四章　取样器具

第十条　各种移液管、小杯、烧杯、长勺、漏斗等可用于取低黏度的液体，应尽可能避免使用玻璃器皿。高黏度的液体可用适宜的惰性材料制成的取样器具。粉末状与粒状固体可用刮铲、勺、取样钎等取样。无菌物料的取样必须在无菌条件下进行。

第五章　取样人员和防护

第十二条　取样人员应经过相应的取样操作培训，并充分掌握所取物料与产品的知识，对于无菌物料及产品的取样人员应进行无菌知识和操作要求的培训，以便能安全、有效地工作。培训应有记录。

第六章　文　件

第十六条　对于物料一般采用简单随机取样原则。对于产品除要考虑随机取样原则外，还要关注在生产过程中的偏差和风险，应抽取可能存在缺陷的产品进行检验。

第十七条　应填写取样记录，记录中至少应包括品名、批号、规格、总件数、取样件数、取样编号、取样量、分样量、取样地点、取样人、取样日期等内容。

第十八条　已取样的物料和产品的外包装上应贴上取样标识，标明取样量、取样人和取样日期。

第七章　取样操作

第二十条　取样操作的一般原则

被抽检的物料与产品是均匀的，且来源可靠，应按批取样。若总件数为n，则当$n \leqslant 3$时，每件取样；当$3<n \leqslant 300$时，按$\sqrt{n}+1$件随机取样；当$n>300$时，按$\sqrt{n}/2+1$件随机取样。

第二十一条　一般原辅料的取样

若一次接收的同一批号原辅料是均匀的，则可从此批原辅料的任一部分进行取样。

若原辅料不具有物理均匀性，则需要使用特殊的取样方法取出有代表性的样品。可以根据原辅料的性质，采用经过验证的措施，在取样前，恢复原辅料的均匀性。例如，分层的液体可以通过搅拌解决均匀性问题；液体中的沉淀可以通过温和的升温和搅动溶解。

第二十四条　中药材、中药饮片的取样人员应经中药材鉴定培训，以便在取样时能发现可能存在的质量问题，药材的取样操作应按照《中华人民共和国药典》四部通则中药材取样法的要求进行，在取样时应充分考虑中药材的不均一性。

第二十五条　工艺用水取样操作应与正常生产操作一致，取样后应及时进行检验，以防止质量发生变化。

第二十六条　为避免印刷包装材料取样时存在混淆的风险，每次只能对一种印刷包装材料取样，所取印刷包装材料的样品不能再放回原包装中。样品必须有足够的保护措施和标识，以防混淆或破损。

第二十七条　应考虑到一次接收的内包装材料与药品直接接触的不均匀性，因此，至少要采用随机取样方法，以发现可能存在的缺陷。取样件数可参考GB/T 2828.1（ISO 2859—1）《计数抽样检验程序 第1部分：按接收质量限（AQL）检索的逐批检验抽样计划》的要求计算取样。

第二十八条　中间产品的取样应能够及时准确反应生产情况，在线取样时应充分考虑工艺和设备对样品的影响，选择相应的生产时段和取样位置进行取样操作；非在线取样，取样件数可按照本附录第二十条的要求进行计算取样。

第二十九条　成品的取样应考虑生产过程中的偏差和风险。对于无菌检查样品的取样，取样件数应按照本规范无菌药品附录第八十条的规定，结合《中华人民共和国药典》四部通则无菌检查法中批出厂产品最少检验数量的要求计算。

任务二　中间产品放行审核

一、学习目标

（一）知识目标

掌握中药生产中间产品放行审核的基础知识。

（二）技能目标

能够按要求完成中间产品放行审核。

（三）素质目标

学会与岗位人员进行沟通，领悟中间产品审核放行在中药制剂及其饮片生产中的重要性，培养学生良好的职业意识。

二、任务描述

开展中间产品放行审核工作。

三、获取资讯

中间产品检验合格，经质量授权人授权现场质量监控员（QA）批准放行。

现场监控员（QA）根据对中间产品检验报告书和生产过程质量监控结果决定是否对中间产品放行。

现场QA填写中间产品放行审核单交中间站管理员，符合规定，同意进入下一工序，该中间产品方可投入下工序生产使用，不符合规定，不同意进入下一工序，中间站管理员通知车间管理员，按不合格品管理规程进行处理。

四、问题引导

中间产品审核放行的主要内容有哪些?

____

____

____

五、任务实施

中药生产现场监控员按工厂规定的更衣程序，提前10分钟到达工作岗位开展以下工作。

中药生产现场监控员审核主要内容：包装容器、桶签、贮存时间及贮存条件是否符合要求；是否放置于中间站或合理区域，是否有明确状态标识；检验报告书是否与质量标准一致。

表3-10　中间产品放行审核单

品名		批号	
规格		数量	
审核项目	审核标准		结果
贮存情况	包装容器、标签、贮存时间及贮存条件是否符合要求		是□　否□
状态标识	是否放置于中间站或合理区域，是否有明确的状态标识		是□　否□
检验情况	检验报告书是否与质量标准一致		是□　否□
结论	符合规定，同意进入下一工序□ 不符合规定，不同意进入下一工序□ 质量保证中心现场监控员签名： 年　月　日		
备注			

六、评价反馈

（一）指导教师评价

序号	重点评价内容	评价标准	标准分值	评价得分
1	审核内容	能按要求完成对中间产品的审核，包括贮存情况、状态标识和检验情况	95	
2	自主学习	能主动查阅资料，及时填写记录	5	
合计总分			100	

（二）学生评价

学生姓名：	
你是否参与中间产品放行审核？	
你都完成了哪些具体任务？	
除了完成实训任务， 你还做了哪些工作？	
你认为本次实训有什么需要 改进的问题吗？	
本次课你有什么收获吗？ 你都学到了什么？	

七、知识拓展

药品GMP（2010年版）“物料和产品放行”（摘录）

第二百二十八条　应当分别建立物料和产品批准放行的操作规程，明确批准放行的标准、职责，并有相应的记录。

第二百二十九条　物料的放行应当至少符合以下要求：

（1）物料的质量评价内容应当至少包括生产商的检验报告、物料包装完整性和密封性的检查情况和检验结果；

（2）物料的质量评价应当有明确的结论，如批准放行、不合格或其他决定；

（3）物料应当由指定人员签名批准放行。

第二百三十条　产品的放行应当至少符合以下要求：

（1）在批准放行前，应当对每批药品进行质量评价，保证药品及其生产应当符合注册和本规范要求，并确认以下各项内容：

①主要生产工艺和检验方法经过验证；

②已完成所有必需的检查、检验，并综合考虑实际生产条件和生产记录；

③所有必需的生产和质量控制均已完成并经相关主管人员签名；

④变更已按照相关规程处理完毕，需要经药品监督管理部门批准的变更已得到批准；

⑤对变更或偏差已完成所有必要的取样、检查、检验和审核；

⑥所有与该批产品有关的偏差均已有明确的解释或说明，或者已经过彻底调查和适当处理；如偏差还涉及其他批次产品，应当一并处理。

（2）药品的质量评价应当有明确的结论，如批准放行、不合格或其他决定；

（3）每批药品均应当由质量授权人签名批准放行；

（4）疫苗类制品、血液制品、用于血源筛查的体外诊断试剂以及国家食品药品监督管理局规定的其他生物制品放行前还应当取得批签发合格证明。

项目四　供应商管理

本项目所述供应商管理专员的职责，包括但不仅限于以下内容。

（1）负责复核“供应商基本情况调查表”中供应商资质，参与质量审计，起草质量审计报告，填写“供应商质量体系评估表”和“供应商准入审批表”。

（2）负责向生产管理部、物控管理部、质量保证中心、质量控制中心分发经批准的合格供应商名单，有新增或变更应及时更新。

（3）负责建立供应商档案并管理；参与供应商使用维护，起草“供应商年度质量回顾审核报告”、审计计划。

一、学习目标

（一）知识目标

熟悉药品生产相关法规和专业知识，能够知晓供应商筛选、检查、评价等管理要点。

（二）技能目标

能够按要求完成供应商筛选、审批、质量审计等具体管理工作。

（三）素质目标

能够与供应商协调、沟通，增强学生的GMP意识和质量意识，培养学生良好的道德意识，做一名合格的供应商管理人员。

二、任务描述

开展“小儿清热止咳口服液”生产所使用药材、辅料、药包材等供应商的初审、审计、报告等工作。

三、获取资讯

（一）基本要求

质量管理部应当对所有生产用物料的供应商进行质量评估，会同有关部门对主要物料供应商（尤其是生产商）的质量体系进行现场质量审计，并对质量评估不符合要求的供应商行使否决权。

供应商质量审计的范围，包括但不限于供应商的厂房与设施、机构与人员、设备、物料与产品、确认与验证、文件管理、生产管理、质量控制与质量保证、委托生产与委托检验、产品发运与召回、自检等质量管理体系，涵盖影响物料质量的所有因素，包括确保物料质量符合预定用途的有组织、有计划的全部活动。

对供应商进行质量审计的人员应经过培训，由熟悉药品相关法规文件，具有相应的专业知识，有实际质量评估和现场审计工作经验的生产及质量管理人员组成。

质量管理部对供应商的供货资格审查具有决定权，企业法人代表、企业负责人及其他部门的人员不得干扰或妨碍质量管理部门对物料供应商独立作出质量评估及裁决权。

主要物料的确定应当综合考虑企业所生产的药品质量风险、物料用量以及物料对药品质量的影响程度等因素。对影响药品质量的重要生产性物料应制订较法定标准（系指国家标准、行业标准等）更为严格的内控标准，确保药品质量。

（二）供应商的选择与定点原则

1.合法企业的原则 供应商必须是符合国家有关部门注册、具有相应生产或经营批文的合法企业，资质证照齐全，合法存续，资信良好，质量合格。

（1）通用资质 生产/经营许可证、体系认证证书（如有）、营业执照、质量保证协议书、产品质量标准（非法定标准）、年度抽/送检报告（如有）、法人授权书、销售员身份证复印件等。

（2）原料药、辅料、直接接触药品包装材料专业资质

①经营企业 需有生产企业在审评中心备案登记号截图加盖企业鲜章，需提供生产商授权本公司使用的授权使用书。危险品物料需提供危险化学品经营许可证。进口品种除法人资格证明外，须提供药品进口许可证、进口药品注册证或者医药产品注册证、进口药品检验报告书等。

②生产企业 需提供在审评中心备案登记号截图加盖企业鲜章及生产商授权本公司使用的“授权使用书”和稳定性考察报告【辅料除国家规定以外（2016年第134号公告附件1）的品种】。

（3）中药材（或饮片、植物提取物）专业资质 ①中药材种植户身份证明（有效的第二代身份证复印件及个人签字、签章）；②野生动植物及其制品、濒危动植物及其制品需提供林业局批准的证明文件。

（4）进口中药材（含饮片、提取物） 提供进口药材批件、进口药材补充申请批件、进口药品通关单、进口药材检验报告、基源鉴定报告。

中药材种植基地需提供基源鉴定报告。

以上资料均应在有效期内，且拟提供的物料包括在生产或经营的范围内。

2.良好规范的原则 具备相应产品的生产、检测设施、设备和较为完善的质量保证体系，符合生产质量良好规范的要求，具有良好的质量信誉的供应商。

3.物料供应的原则 物料供应本着优质、定点、就近、经济、合法、及时的原则。

（三）供应商及物料分类

供应商：指药品生产直接提供物料的生产商或经销商（代理商）。

根据公司所生产的药品质量风险、物料用量以及物料对药品质量的影响程度等因素，对供应商实施分类管理。

关键物料：原料药，活性药用成分（API）。

主要物料：中药材、中药饮片、影响产品质量的辅料（如空心胶囊）、直接接触药品包装材料。

一般物料：外包装材料、不影响产品质量辅料（如矫味剂、填充剂）等。

（四）供应商全过程动态管理

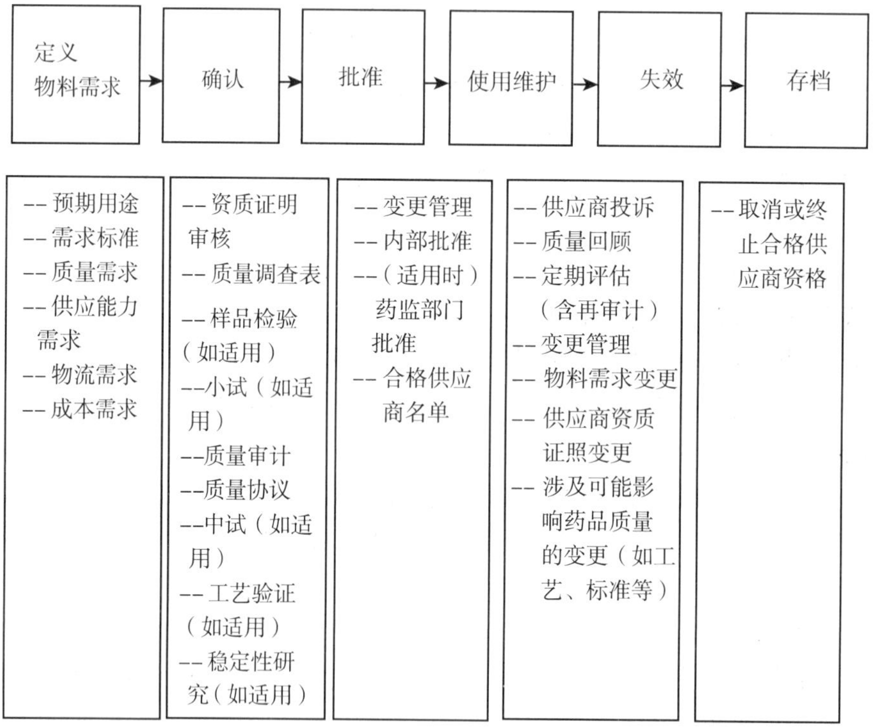

（五）质量评估

质量管理组织相关部门对物料进行分类评估。

1.首次供应商质量评估 应在准入前进行的质量体系评估，确认供应商质量体系的符合性和有效性。

表4-1　首次供应商质量评估表

质量评估项目	关键原料药供应商	主要物料供应商	一般物料供应商
1.供应商基本情况表	需要	需要	需要
2.审计报告	现场审计；如能提供第三方审计报告，进行书面审计	书面或远程审计（个体中药材种植及进口药材除外）	辅料需要书面审计
3.确认与验证			
3.1生产使用确认（上机情况）	需要	空心胶囊、内包装材料需要	不是必需
3.2产品质量确认（小样检验结果）	需要	辅料需要	辅料需要
3.3工艺验证	需要	辅料、内包装材料需要	不是必需
3.4稳定性考察	需要	辅料、内包装材料需要	辅料需要

2.定期审计质量评估　高中风险供应商每3年一次、低风险供应商5年一次的质量体系审核后进行再确认供应商质量体系是否持续符合和有效。

表4-2　首次供应商质量评估表

质量评估项目	高风险供应商	中风险供应商	低风险供应商
1.供应商基本情况表	需要	需要	需要
2.审计报告	现场审计（特殊情况进行远程审计）；如能提供第三方审计报告，进行书面审计	远程审计	辅料、内包装材料进行书面审计
3.变更情况确认			
3.1生产/经营许可证	需要	需要	辅料、内包装材料需要
3.2营业执照	需要	需要	需要
3.3体系认证证书	不是必需	不是必需	不是必需
3.4生产主要设备	需要	需要	辅料、内包装材料需要
3.5检验主要仪器	需要	需要	辅料、内包装材料需要
3.6生产工艺	需要	需要（中药材/饮片不需要）	辅料、内包装材料需要
3.7关键物料	需要	需要（中药材/饮片不需要）	辅料、内包装材料需要
3.8稳定性研究资料	需要	需要（中药材/饮片不需要）	辅料、内包装材料需要

四、问题引导

（一）原料供应商的资质审核包括哪些内容?

____

____

____

（二）合格供应商清单至少应包括哪些内容?

____

____

____

（三）如何管理供应商的档案?

____

____

____

五、任务实施

本项目任务为“小儿清热止咳口服液”生产所需辅料蔗糖供应商管理，涉及多部门协调工作，其中，供应商管理专员按照企业供应商管理规程，开展以下工作。

（一）初审供应商资质

供应商管理专员依据物控管理部提供的供应商基本情况调查表（表4-3），原料药、内包装材料和辅料供应商需要的变更申请表（表4-4）、变更风险评估及审批（表4-5），复核供应商资质的完整性以及其合法性、规范性。

表4-3 供应商基本情况调查表

一、概况和简介	
1.名称（企业盖章）:	
2.地址:	3.邮编:
4.联系人/职务:	5.联系人电话/传真:
6.公司所有权性质:	
7.贵企业是否是一公司的子公司或分部 □是 □否	
如果是，请标明公司名称____________________	

续表

8.企业关键人员

职位	姓名	职称或学历	负责领域工作年限
企业负责人			
生产管理负责人			
质量管理负责人			
质量受权人			

二、资质证照是否及时换发：　□是　□否
请附最新一证一照或有关法定的必要的证件复印件

三、认证情况（如通过认证请附证书复印件）

认证种类	是/否	有效期至
质量管理体系认证		
环境管理体系认证		
职业健康安全管理体系认证		
其他认证：		

四、产品质量标准及供货能力
1.产品名称：
2.产品年产量：
3.产品执行标准来源（请附复印件）：
4.供货及时性：
5.数量保证性：

五、机构与人员
1.企业质量管理体系机构图（请附复印件）：
2.企业人员总数：　　其中，技术人员总数：　　质管人员数：　　生产人数：
3.管理和生产人员的健康是否进行管理：
4.是否制订培训计划及人均培训课时：

六、设施设备
1.主要生产设施设备（请附一览表）
2.主要检测仪器（请附一览表）
3.库房面积：________m^2

七、物料管理
1.关键物料清单（原料药、辅料、内包装材料生产商提供）：
2.用于原料药/辅料/中药材的起始物料/种子的来源是否经过确定/鉴定和批准：
3.原辅料、中间体是否都建立了质量标准：
4.是否对所有原辅料都进行质量检验：

续表

八、生产管理

序号	项目	是/否或N/A
1	贵公司是否自己生产上述产品	
2	是否生产或加工其他类产品？如青霉素、细胞毒素、类固醇、激素、其他危险或有毒物质，如果有，请标出产品名称	
3	是否采取必要手段避免交叉污染、混淆或标识错误	
4	贵公司的产品是否在同一厂区内生产	
5	生产厂区只生产单一品种	
6	生产厂区生产多个品种，但使用专用设备生产该物料	
7	生产厂区生产多个品种，在一个生产周期内生产该物料（使用非专用设备）	
8	生产厂区在生产多品种时，生产该物料	
9	物料直接从生产商获得	
10	物料由生产商包装密封，但通过代理商获得	
11	物料从代理商获得，使用的是代理商的包装容器	
12	是否进行了空调净化系统、工艺用水系统及关键设备的相关确认与验证	
13	生产工艺是否经过工艺验证（请附生产工艺流程图）	
14	是否建立设备的清洁程序并经过验证	
15	生产是否按批次管理，批号为__________	
16	生产中是否有物料平衡检查	
17	出现偏差是否按规定进行处理	
18	生产是否有批生产记录	
19	是否有关键工序质量控制点	
20	是否有相应的SOP控制不合格品	
21	印制模版是否专人管理	
22	是否建立回收、返工、重新加工SOP	
23	是否建立书面的清场、清洁及消毒SOP	

九、是否建立风险管理？

十、质量管理

序号	项目	是/否或N/A
1	出现质量问题是否按程序进行处理	
2	成品放行是否得到有效控制	
3	成品是否全检合格后出厂	
4	成品是否按批次留样并进行留样观察	
5	若出现影响产品质量的重大变更（如生产工艺、厂房设施、质量标准等）时贵公司是否会通知我公司	

表4-4　变更申请表

<table>
<tr><td>申请变更事项</td><td colspan="5"></td></tr>
<tr><td>变更申请部门</td><td></td><td>申请人</td><td></td><td>申请日期</td><td></td></tr>
<tr><td rowspan="2">变更范围</td><td colspan="2">□非申报类变更</td><td colspan="3">□申报类变更</td></tr>
<tr><td colspan="2">□生产批量
□设施设备
□计算机软件
□包装规格（非最小单位）
□中药材、中药饮片供应商
□纸箱文字或尺寸
□纸盒版式或尺寸
□纸盒文字但不违反说明书内容
□其他</td><td colspan="3">□生产登记事项
□生产许可事项
□非申报类变更事项关联药品注册事项技术变更
□生产许可事项变更关联药品注册事项技术变更
□药品注册事项技术变更
□生产工艺□注册标准
□注册批件载明事项
□制剂处方中辅料□生产场地
□供应商（原料、辅料或内包装材料）
□包装材料和容器□包装规格（最小单位）
□有效期□贮藏条件□药品规格
□标签与说明书内容
□其他</td></tr>
<tr><td>变更现状</td><td colspan="5"></td></tr>
<tr><td>拟变更内容
（必要时附上图纸或资料，有附件需注明）</td><td colspan="5"></td></tr>
<tr><td>受影响的产品/物料</td><td colspan="5"></td></tr>
<tr><td>变更涉及的
相关部门</td><td colspan="5">□企业管理部□质量控制□质量保证□药物警戒部□物控管理部
□口服固体制剂车间□口服液体制剂车间□中药饮片、中药前处理提取车间
□财务管理部□营销管理部□安全管理部□设备管理部</td></tr>
<tr><td>变更申请部门负责人
意见</td><td colspan="5">□　　同意申请
□　　不同意申请　　原因：
变更实施负责人：

签字：　　　　　　　　　　　日期：　　　年　　　月　　　日</td></tr>
<tr><td>变更控制编号</td><td colspan="5"></td></tr>
<tr><td>变更控制管理专人</td><td colspan="3"></td><td>接收日期</td><td></td></tr>
</table>

注：（1）许可事项是指生产地址和生产范围等。
（2）登记事项是指企业名称、住所（经营场所）、法定代表人、企业负责人、生产负责人、质量负责人、质量受权人等。

表4-5 变更风险评估及审批

<table>
<tr><th colspan="3">风险分析</th></tr>
<tr><td colspan="3">1.变更级别评估</td></tr>
<tr><td>非申报类□N/A</td><td colspan="2">□微小变更 □中等变更 □重大变更</td></tr>
<tr><td rowspan="2">申报类□N/A</td><td>评估依据</td><td>□药品注册管理办法□药品上市后变更管理办法
□变更技术指导原则□其他</td></tr>
<tr><td>评估级别</td><td>□微小变更（年度报告） □中等变更（市局备案 ）
□重大变更（国家药监局审批）</td></tr>
<tr><td colspan="3">2.质量影响评估 □N/A</td></tr>
<tr><td>评估依据</td><td colspan="2">□变更技术指导原则
□以往信息和数据分析
□文献分析
□变更研究、确认与验证分析
□既有知识经验分析
□其他</td></tr>
<tr><td>药学影响□N/A</td><td colspan="2">□注册标准及载明事项 □其他相关药学信息</td></tr>
<tr><td>临床风险影响□N/A</td><td colspan="2">□安全性 □有效性 □质量均一性 □质量稳定性</td></tr>
<tr><td>其他□N/A</td><td colspan="2"></td></tr>
<tr><td>评估结果</td><td colspan="2">□微小变更 □中等变更 □重大变更</td></tr>
<tr><td colspan="3">3.必要性评估</td></tr>
<tr><td>法规更新□N/A</td><td colspan="2">□强制性 □非强制性
评估依据：□法律法规： □技术标准：
□技术规范： □其他</td></tr>
<tr><td>体系运行□N/A</td><td colspan="2">内部影响□N/A：□硬件：□基础设施□运行环境□物料管理
□软件：□监测与测量□文件修订
□机构与人员：□变更□培训
外部影响□N/A：□供方 □顾客
评估依据：□法律法规：
□技术要求：
□其他</td></tr>
<tr><td>成本影响□N/A</td><td colspan="2">□投入/产出：□成本高□成本较高□成本控制在较低水平
□耗费时间：□成本高□成本较高□成本控制在较低水平
□日常维护：□成本高□成本较高□成本控制在较低水平
评估依据：□测量□经验与认知分析□其他</td></tr>
<tr><td>评估结果</td><td colspan="2">□必要 □待议 □不必要</td></tr>
<tr><td colspan="3">风险评估</td></tr>
<tr><td>风险描述</td><td colspan="2"></td></tr>
</table>

续表

风险控制措施	
风险再评估结果	
风险沟通	
评估参与人员	
批准	质量负责人/质量风险管理委员会负责人：

注：(1)不得留有空格，若不涉及，请在“□N/A”打“√”。
(2)微小变更由质量负责人审批，中等和重大变更由质量风险管理委员会负责人审批。

(二)供应商质量体系评估

供应商管理专员依据“供应商质量审计”和“供应商质量审计报告”的合格审计结果，填写“供应商质量体系评估表”(表4-6)，交QA主管组织评估。

表4-6　供应商质量体系评估表

<table>
<tr><th>供应商名称</th><th colspan="2"></th><th>许可证号</th><th></th></tr>
<tr><td>供应商类别</td><td colspan="4">□生产商　□经销商　□中药材种植公司　□中药材个体</td></tr>
<tr><td>地址</td><td colspan="4"></td></tr>
<tr><td>物料类别□N/A</td><td colspan="4">首次：□关键物料供应商　□主要物料供应商　□一般物料供应商</td></tr>
<tr><td>风险类别□N/A</td><td colspan="4">定期：□高风险物料供应商　□中风险物料供应商　□低风险物料供应商</td></tr>
<tr><td>物料分类</td><td colspan="4">□中药材　□中药饮片　□辅料　□内包材　□外包材　□原料药　□其它</td></tr>
<tr><td>所供物料</td><td colspan="4"></td></tr>
<tr><td colspan="2">供应商管理专人</td><td></td><td>日期</td><td></td></tr>
<tr><td>序号</td><td colspan="3">一、供应商基本情况调查表</td><td>结果</td></tr>
</table>

续表

1	概况和简介	
2	认证情况□N/A	
3	产品质量标准及供货能力	
4	机构与人员	
5	设施设备	
6	物料管理	
7	生产管理	
8	风险管理	
9	质量管理	
10	包装及运输	
11	其他情况：沟通友好性、供货及时性、数量保证性	
序号	二、质量审计	结果
1	审计结论	
2	审计缺陷整改完成情况□N/A	
序号	三、确认与验证	结果
1	生产使用确认（上机情况）□N/A	
2	产品质量确认（小样检验结果）□N/A	
3	工艺验证□N/A	
4	稳定性考察报告□N/A	
序号	四、变更情况确认	结果
1	生产/经营许可证□N/A	
2	营业执照	
3	体系认证证书□N/A	
4	生产主要设备□N/A	
5	检验主要仪器□N/A	
6	生产工艺□N/A	
7	关键物料□N/A	
8	稳定性研究资料□N/A	

存在问题

整改意见（要求）□N/A

续表

供应商整改计划□N/A
评审意见及结论
评估小组意见 日期：　　年　　月　　日
批准 批准人：　　日期：　　年　　月　　日

注：1.首次评估内容：供应商基本情况调查表、质量审计、确认与验证。
2.定期评估内容：供应商基本情况调查表、质量审计、变更情况确认。

（三）准入审批

自评估批准后，供应商管理专员填写物料供应商准入审批表（表4-7），交QA主管审核、质量负责人批准。

表4-7　物料供应商准入审批表

供应商类别	□生产商　□经销商　□中药材种植公司　□中药材个体			
供应商名称				
地址				
供应物料				
资质	□营业执照□N/A □生产许可证□N/A □经营许可证□N/A □体系认证证书□N/A □法人授权书□N/A □销售员身份证复印件 □危化生产/经营证明□N/A		□基源鉴定报告□N/A □年度抽/送检报告□N/A □CDE平台登记状态截图□N/A □进口药材证明□N/A □林业局证明□N/A □其它________□N/A	
申请人			日期	
供应商审计方式	□资质审计　□现场审计　□书面审计　□远程审计			

续表

审计结果	□资质审计：1.资质材料是否完整（　　） □现场审计：1.资质材料是否完整（　　）2.审计报告（　　） 3.样品检验（　　）□N/A □书面审计：1.资质材料是否完整（　　）2.审计报告（　　） □远程审计：1.资质材料是否完整（　　）2.审计报告（　　）
供应商评估	□供应商基本调查表　　□供应商质量体系评估报告□N/A
复核人	供应商管理专人：
审核人	QA主管：
批准人	质量负责人：

（四）合格供应商

物料供应商准入批准后，供应商管理专员及时更新合格供应商表（表4-8），并发放到相应部门，应同时收回上次提供的合格供应商表。

表4-8　合格供应商表

类别：□中药材□中药饮片□辅料□原料药□内包装材料□外包装材料

编号：　　　　颁发日期：　　年　　月　　日

序号	物料名称	规格	执行标准	生产商编号	生产商名称及地址	经销商编号	经销商名称

注：新增供应商需更新此表。

（五）使用维护

1.定期审计　供应商管理专人每年对供应商的资质进行审计，审计其资质是否发生变更，供应的物料是否仍在该供应商的生产、经营、许可范围内，是否达到合格供应商资质。提前三个月到期资质及时通知物控管理部向供应商索取新的资质材料，不定期索要年度送检报告（如有），更新供应商档案，如有变更需及时通知QA主管。

审计频次：常年供货供应商每年年底进行资质审计，编制第二年《物料供应商定期审计计划》（表4-9），质量保证主管负责审核，质量负责人批准。高风险供应商每3年进行一次现场审计（特殊情况可以进行远程审计），中风险供应商每3年进行一次远程审计，低风险供应商每3年一次书面审计。供应商发生变更或质量问题实行动态审计。

表4-9　物料供应商定期审计计划　　　　年

供应商名称	供应商类别	地址	上次审计日期	下次审计日期	上次审计类型	本年度预计审计日期

制表人		审核人		批准人	

注：(1)供应商类别，选择填写，经销商，生产商。
(2)上次审计类型，选择填写，书面审计，现场审计，远程审计。
(3)本年度预计审计日期，填写，在“下次审计日期”提前一个月。

2.年度回顾　每年年初物料供应商进行年度质量回顾，供应商管理专人起草供应商年底质量回顾审核报告，交相关人员审批。

表4-10　供应商年度质量回顾审核报告

供应商名称			许可证号			
地　址			邮　编		电话	
供应商类别	□关键物料供应商　□主要物料供应商　□一般物料供应商					
物料分类	□原料　□辅料　□内包材　□外包材　□中药材　□中药饮片					
物料名称						

序号	回顾审核项目	结果
1	重新审核资质材料情况	
1.1	资质证明材料更新情况	

续表

1.2	有无发生变更，变更控制情况	
1.3	如有再次审计情况（时间、结果）	
2	产品质量情况	
2.1	在供货期间产品全部符合规定。供货共　批	
2.2	在供货期间产品质量出现不符合规定现象。共　批	
2.3	成品有效期内质量稳定	
2.4	一次性合格率	
2.5	偏差处理率	
3	生产使用情况	
3.1	使用良好	
3.2	生产中是否出现过异常	
4	供货及时性	
4.1	供货是否及时	
4.2	产品运输中，其包装及贮存条件是否适当，产品不会变质或受到污染	
4.3	准时到货率	
5	数量保证性	
5.1	数量准确，若缺少后是否及时补足	
5.2	准确到货率	
6	协作关系	
6.1	协作良好	
6.2	咨询态度良好	
7	质量协议	
7.1	质量协议在期限内	
8	售后服务情况	
8.1	服务及时	
8.2	沟通良好	
8.3	回访情况	
9	其他	

审核评价

存在问题

续表

整改意见（要求）
回顾审核结论 1.保留与撤消该供应商　□保留　□撤消 2.此供应商风险等级　□高风险　□中风险　□低风险
回顾审核小组会签 日期：　年　月　日
批准 批准人：　日期：　年　月　日

3.供应商变更　物料供应商的变更按“变更管理规程”执行，并填写变更申请表。

4.供应商动态管理　物控管理部、质量管理部应建立与供应商的信息联系，共同负责对供应商的动态管理。

供应商动态管理内容（包括但不限于）如下。

（1）所供物料出现任何质量问题时应及时向供应商反馈信息，便于协同进行调查处理和制订纠正和预防措施。

（2）在供应商生产工艺、生产场地变更等发生变更时，能及时获得信息，达到更新供应商质量档案或采取其它相应措施。

（3）质量管理部根据日常的质量监控情况，随时对供应商进行动态审计。包括但不限于以下情况：供应商发生重大质量问题或变更（如生产地址变更、工艺变更、质量标准变更、关键原辅料变更、关键人员变更，或已获悉该等物料已经或者存在潜在可能，影响加工质量的隐患等）；连续出现3批进厂检验不合格或使用过程中发现潜在的质量问题；质量回顾分析中发现物料出现质量不稳定或存在潜在的质量问题，风险等级升级；稳定性考察、留样或验证过程中发现物料可能存在潜在的质量问题；其他可能影响产品质量的物料。

（六）供应商撤销

在物料供应商管理过程中供应商管理专员收到物料供应商撤销审批表（表4-11）时，立即更新合格供应商表，发放到相应部门，同时收回上次提供的合格供应商表。

表4-11　物料供应商撤销审批表

申请人		日期	
生产商		编号	
经销商		编号	
供应物料			
撤销原因			
批准	质量负责人：		

注：（1）因质量原因需撤销由供应商管理专人负责申请。
（2）因供应商供货能力不足或资质不符合要求，由物控管理部管理人员负责申请。

（七）供应商档案管理

1.实行编号管理　以追溯其批准年份。

（1）生产商不直接供货编号为“SCSJ-211101”，表示2021年11月第1个。

（2）生产商直接供货的编号为“SCSZ-211101”，表示2021年11月第1个。

（3）经销商供货的编号为“JXSG-211101”，表示表示2021年11月第1个。

2.供应商的文件管理　依据法规、本规程形成的供应商资质、质量回顾、变更登记、历次审计资料等资料，来源于供应商提供的必须加盖该供应商的公章、或授权/受权人签字（含日期）；公司形成的文件，必须有部门的签章或者授权/受权人的签字（含日期）。

供应商资料的更新，不得销毁被更新的资料，应在同一卷宗内封存被更新的资料，加贴封存资料清单，加盖质量管理部门或者受权部门的公章。封存的资料超过5年的，按照《文件管理规程》申请销毁。

供应商管理专人对合格供应商建立质量档案，档案内容包括供应商封面、合格供应商证书、生产商质量审计报告［如现场审计需收集审计人员到现的照片及行程票据（非企业自行开车）复印件附后］、供应商质量审计报告、供应商基本情况调查表、供应商资料评审报告、供应商资质证明文件、签订的质量协议、质量标准、供应商年度质量回顾审核报告，涉及关联评审物料，还需样品检验报告、供应商的出厂检验报告、产品稳定性考察报告，及时更新供应商质量档案。

在有效期的供应商档案由质量管理部门保管，取消资格的供应商的档案存档期限至少3年。

3.“合格供应商表”实行编号管理　编号方式为：GYS–年份–流水号，其中年份用四位数表示，流水号从01开始，例如：“GYS –2021–01”表示2021年第一次更新合格供应商表。编号由供应商档案管理专人对其编号。每一次更新，则上次作废，并由供应商档案管理专人收回并销毁。

六、评价反馈

（一）指导教师评价

序号	重点评价内容	评价标准	标准分值	评价得分
1	供应商初审	能复核供应商所提供资质，辨别真伪	15	
2	供应商准入管理	能参与供应商质量审计、起草审核报告，填写供应商质量评估体系表和供应商准入审批表	30	
3	供应商使用维护	能及时更新合格供应商清单，无差错；定期审计，编制物料供应商定期审计计划；年度回顾，起草供应商年度质量回顾审核报告等	35	
	供应商档案管理	能正确地对供应商进行编号，建立供应商档案，完善相关文件管理	15	
4	自主学习	能主动查阅资料，及时填写记录	5	
合计总分			100	

（二）学生评价

学生姓名：	
你是否参与供应商管理实训？	
你都完成了哪些具体任务？	
除了完成实训任务， 你还做了哪些工作？	
你认为本次实训有什么需要 改进的问题吗？	
本次课你有什么收获吗？ 你都学到了什么？	

七、知识拓展

原辅包与药品关联审评审批

在国家药品监督管理局药品审评中心网站查到某原料的登记平台标识为“A”；另一个“I”。请问两者代表了什么意义？

答：药品制剂注册申请与已登记原辅包进行关联，药品制剂获得批准时，即表明其关联的原辅包通过了技术审评，登记平台标识为“A”；未通过技术审评或尚未与制剂注册进行关联的标识为“I”。

项目五　文件管理

本项目所述文件管理员的职责，包括但不仅限于以下内容。

(1)负责中药饮片、中药制剂生产质量活动有关文件的管理：包括新文件发放、增发、补发、电子版的收集，收回和销毁旧版文件，原文件存档、保管等活动。

(2)负责对质量标准文件、工艺规程、确认与验证等文件编制的内容、格式、排版进行形式审核。

(3)负责对记录设计的规范性进行形式审核。

文件管理也常常在实际工作中穿插于中药产品的生产过程，但为了让本项目主题更明确、更容易理解，将其相关内容单列。

一、学习目标

（一）知识目标

掌握文件和记录形式审核的主要内容，文件发放、收回、存档等活动的基本要求。

（二）技能目标

能够完成文件和记录的形式审核，正确地完成文件发放、收回、存档等活动。

（三）素质目标

增强学生对药品GMP文件体系的理解，学会在部门之间的沟通和协调，提升学生的社会适应能力。

二、任务描述

公司新进NJP-2000B型全自动硬胶囊充填机，请完成该设备操作规程的起草、审核、批准、发放等活动。

三、获取资讯

（一）文件管理通则

1. 文件类别的分类　公司的生产质量管理体系文件分为标准类文件和记录类文件两大类；其中标准类文件包括管理规程、操作规程、技术标准，记录类文件包括原始记录及台账、标记凭证。

2.文件类别的定义

（1）管理规程　是指企业为了行使生产计划、组织、指挥、控制、协调等职能而使管理过程标准化、规范化而制定的制度、规定、标准、办法等书面要求。包含各类管理制度。

（2）操作规程　是指以人或人群的工作为对象，对工作范围职责、权限、工作方法及工作内容考核等所制定的规定、标准、程序等书面要求。包含岗位标准操作规程、设备、仪器、设施操作规程、清洁规程、维护保养规程、检验方法的操作规程等。

（3）技术标准　是指药品生产技术活动中，由国家、地方、行业及企业颁布和制订的技术性规范、准则、规定、办法、标准、规程和程序等书面要求。包含质量标准、工艺规程、确认与验证方案、报告等。

（4）原始记录　为药品生产与质量保证过程中一切已完成的活动和达到的结果提供客观证据的文件。包括批生产记录、检验记录、验证记录、设备管理记录等。

（5）台账　为物料、产品流转与管理活动及其结果依时间顺序提供客观证据的文件。

（6）标记凭证　是为生产活动和质量监控活动提供标记的证据文件。包括各类状态卡、标记、报告书等。

3.文件类别的代码

（1）标准类文件　管理规程，SMP；操作规程，SOP；技术标准，TS。

（2）记录类文件　原始记录及台账，OR；标记凭证，SR。

4.文件编码方法

（1）生产质量体系文件编码　从左至右依次为：文件类别代码（SMP、SOP、TS、OR、SR）-文件次分类代号（两位：01~15）-文件编号流水号（三位，从001开始）-修订号（两位，从01开始）。

其中：文件次分类代号是以药品GMP（2010年修订）章节为主，基本上每一个代号对应一章，具体见表5-1。

表5-1　文件次分类代号

次分类代号	代表项目	次分类代号	代表项目	次分类代号	代表项目
01	总则	06	物料与产品	11	委托生产与委托检验
02	质量管理	07	确认与验证	12	产品发运与召回
03	机构与人员	08	文件管理	13	自检
04	厂房与设施	09	生产管理	14	药物警戒
05	设备	10	质量控制与质量保证	15	安全与环保

（2）确认与验证文件

①年度验证计划编号　根据年度总计划，验证文件编号表示：SMP-07-2021；SMP表示技术类总计划，07表示第7章节，2021表示年份。

②验证与确认方案和报告编号　从左至右依次为：文件类别代码（SMP、SOP、TS、

OR、SR）-文件次分类代号（两位：01~15）-确认与验证分类码（四位字母）-文件编号流水号（三位，从001开始）-修订号（两位，从01开始）。

其中，确认与验证分类码，设备确认为SBQR，公用设施确认为SSQR，清洁验证为QJYZ，生产工艺验证为GYYZ，检验方法验证JYYZ。

表5-2　确认与验证分类码的流水号编码

确认与验证分类码	质量管理部	中药饮片车间	中药前处理车间	口服液体制剂车间	口服固体制剂车间
SBQR	001~099	100~199	200~299	300~399	400~499
SSQR	001~099	100~199	200~299	300~399	400~499
QJYZ	001~099	100~199	200~299	300~399	400~499
GYYZ	001~099	100~199	200~299	300~399	400~499
JYYZ	001	—	—	—	—

如：TS-07—SBQR-001—00　TS 表示技术类，07表示第7章节，SBQR表示设备确认001。

5.标准类文件编辑的格式　公司生产质量体系的文件采用统一格式，每份文件按首页与正文内容分立原则。

（1）幅面　所有执行文件均采用A4纸幅面尺寸（210mm × 297mm），侧面装订，并满足以下要求。

①首页页眉　第一行（中）为公司名称全称（为宋体，三号，加粗），第二行（表格中）为文件名称（为宋体，三号，加粗），第三行（表格）为文件编码和文件页次，宋体，小四号字体。

②正文的页眉　分两行，第一行（中）为公司名称全称（宋体五号字体，加粗），第二行从左至右依次为文件名称、文件编码和页次，为宋体五号字体，页码表示为“X/X”。

③表头格式　文件形成及控制为宋体小四号字体。存档文件注明起草部门、审核部门、批准部门。各列列宽为3.45 cm。部门一栏填写应按组织机构设置填写至部门一级。批准人如为公司领导（如总经理、副总经理），不特定属于哪一部门，在批准部门一栏打一横杠。起草人、审核人、批准人需亲笔签字，并填写日期，批准人还需填写执行日期，日期填写方式为xxxx年xx月xx日（如：2021年04月03日）。现场使用文件均为复印件加盖“受控文件”印章。其中有多人审核的文件可根据实际情况增加审核栏。分发部门需分发的多少份由起草部门和质量管理部沟通根据实际需求填写。

④文件修订历史　历史版本号，列宽3.5cm；执行日期，列宽4.0cm；文件名称、变更原因，列宽5.0cm。

（2）正文　正文字体为宋体小四号，行间距为1.5倍，正文层次编号用阿拉伯数字，从1开始，不同层次数字间加上脚点，层次编号顶格起排，最高层次的主题词或组独成一行，次层文字内容均缩进一个字距。正文内容格式为：“1.目的：”；“2.范围：”；“3.职责：”；

“4.内容：”。正文上下页边距为2.4cm。左右页边距为1.9cm；页眉距页边1.5cm。

6.记录文件编辑的格式

（1）批生产记录均采用A4幅面尺寸（210mm×297mm），侧面装订。其他记录幅面可视具体情况确定。原版空白的批生产、包装记录应按标准类文件封面格式的要求附上文件首页，相关的起草、审核、批准人员应在文件首页上签字。

（2）记录文件页眉距页边1.5cm。页眉左侧为公司名称，右侧为编码（宋体五号字体）；正文记录文件名称居中（字体原则上为宋体三号，加粗，可根据表格大小适当调整），记录内容字体原则上为宋体五号字体，也可视实际情况而定。

（二）质量标准文件管理

1.质量标准的编制程序 质量管理部QC人员根据产品要求起草修订质量标准；QC主管和QA主管负责对质量标准的审核；质量管理负责人对质量标准的批准负责。

2.成品质量标准的编制依据 ①成品质量标准按现行《中国药典》、国家药品监督管理局批准标准、局（部）颁标准进行编制；②企业内控质量标准根据现行《中国药典》、国家药品监督管理局批准标准、局（部）颁标准结合工艺条件进行编制；原则上应高于现行《中国药典》、国家药品监督管理局批准标准、局（部）颁标准，便于质量控制与管理。

3.中间产品质量标准的编制依据 根据成品质量标准、现行《中国药典》各剂型质量要求，结合生产要求、工艺条件进行中间产品质量标准的编制。

4.原辅料质量标准的编制依据 根据现行《中国药典》及局（部）颁标准进行编制。

5.包装材料（标签）的编制依据 根据现行《中国药典》、国家药品监督管理局、行业标准进行编制。

6.制药用水质量标准的编制依据 ①饮用水根据中华人民共和国国家标准现行GB5749《生活饮用水卫生标准》进行编制；②纯化水根据现行《中国药典》标准进行编制。

7.物料的质量标准编制内容 物料的基本信息：企业统一指定的物料名称和内部使用的物料代码；质量标准的依据；经批准的供应商；印刷包装材料的实样或样稿。

定性和定量的限度要求如下。

（1）中药材和中药饮片 鉴别、所含有关成分的定性或定量指标、已粉碎生药的粒度检查、直接入药的中药粉末入药前的微生物限度检查、外购的中药饮片可增加相应原药材的检验项目、国家药品标准及省（自治区、直辖市）中药材标准和中药炮制规范中包含的其他检验项目。

（2）企业自制中药炮制饮片 鉴别、所含有关成分的定性或定量指标、已粉碎生药的粒度检查、直接入药的中药粉末入药前的微生物限度检查，国家药品标准及省（自治区、直辖市）中药材标准和中药炮制规范中包含的其他检验项目。

卫生学标准（用于不能最终灭菌的制剂）；贮存条件和注意事项；有效期或复验期。

包装材料（标签）还应包括：材质、外观、尺寸、规格、理化项目、文字内容；直接接触药品的内包材应制定卫生标准。

8.成品的质量标准编制内容　产品名称以及产品代码；对应的产品处方编号（如有）；标准依据；取样、检验方法或相关操作规程编号；定性和定量的限度要求；卫生学标准；产品规格和包装规格；贮存条件和注意事项；有效期。中成药产品还应包括处方、制法、功能主治、用法用量。

9.中间产品的质量标准编制内容　企业统一指定的中间产品名称和内部使用的中间产品代码：质量标准的依据；取样、检验方法或相关操作规程编号；定性和定量的限度要求；贮存条件和注意事项；贮存期限。

10.制药用水质量标准编制内容　名称、识别代码；标准依据；取样方法；检验方法；贮存条件及注意事项、贮存期限；质量控制项目，其中的微生物指标还应制定纠偏限度和警戒限度。

（三）工艺规程文件管理

1.工艺规程的编制程序　车间主管或工艺员负责产品工艺规程的起草、修订；生产车间主任和质量管理部QA主管负责对工艺规程的审核；质量管理负责人负责对产品工艺规程的审核；生产负责人负责批准工艺规程。

2.编订依据　工艺规程的编订应当以产品注册批准的工艺为依据。

3.工艺规程编订的基本要求

（1）工艺规程是经过验证，对产品的设计、生产、包装、规格标准及质量控制进行全面描述的基准性技术标准文件，必须严格按规定要求，由经过GMP相关培训、掌握GMP有关知识、有相应的专业知识、懂文件撰写的专人起草。

（2）工艺规程的语言要求规范、明确、精练严谨、术语科学、参数准确，以确保正确地理解和操作。

（3）工艺规程的格式按照《文件管理规程》的要求执行。

（4）工艺规程中的各项工艺、技术、质量参数和技术经济的度量衡单位均按国家《计量法》的规定执行，采用国际标准计量单位。

（5）工艺规程中所涉及到的物料和产品名称均应与产品注册批准时的名称一致。

4.主要项目及说明

（1）生产处方，产品名称、产品代码、批准文号；注明产品的法定名称、汉语拼音名；产品剂型、规格和批量；处方与制法；批量生产所用原辅料清单（包括生产过程中使用，但不在成品中出现的物料），阐述每一物料的指定名称、代码和用量；如原辅料的用量需要折算时，还应当说明计算方法。

（2）生产操作要求　生产工艺流程图，以方框图表示工序，以椭圆圈表示物料，箭头表示方向。明确从原料投入至成品产出的过程主要操作岗位或工序点，同时指明关键的质量控制点。

按生产操作步骤叙述工艺过程：对生产场所和所用设备作必要的说明（如操作间的位置和编号、洁净度级别、必要的温湿度要求等）；应说明关键设备的准备（如清洗、组装、校准、灭菌等）所采用的方法或相应操作规程编号；详细叙述工艺条件和工艺参数（如物料的核对、预处理、加入物料的顺序、混合时间、温度等）。预期的最终产量限度，必要时，还应当说明中间产品的产量限度，以及物料平衡的计算方法和限度；详细阐明质量监控点、监控频次、监控方法及监控标准。

原辅料质量标准及检查方法；所有中间控制方法及标准；待包装产品的贮存要求，包括容器、标签及特殊贮存条件；需要说明的注意事项。

（3）包装操作要求　以最终包装容器中产品的数量、重量或体积表示的包装形式；所需全部包装材料的完整清单，包括包装材料的名称、数量、规格、类型以及与质量标准有关的每一包装材料的代码。印刷包装材料的实样或复制品，并标明产品批号、有效期打印位置；需要说明的注意事项，包括对生产区和设备进行的检查，在包装操作开始前，确认包装生产线的清场已经完成等；包装操作步骤说明，包括重要的辅助性操作和所用设备的注意事项、包装材料使用前的核对；中间控制的详细操作，包括取样方法及标准；待包装产品、印刷包装材料的物料平衡计算方法和限度。

包装材料质量标准及检查方法；已包装产品的贮藏条件。技术安全及劳动保护；工艺卫生；设备一览表包括主要设备名称、生产能力、规格型号、生产厂家。劳动组织与岗位定员、生产周期、各工序工时分配。各项技术经济指标的规定及计算公式。

以上所述为工艺规程编制的一般要求。由于制剂的剂型和品种繁多，同时制剂的单元操作及设备操作在不同品种的生产操作过程中有许多共性，重复的东西，因而可以将单元操作及设备操作的共性部分编制成各品种能用的“标准操作规程”，作为产品工艺规程的支持性文件。

（四）确认与验证文件管理

1.确认与验证总计划

（1）确认与验证总计划（确认与验证规划）定义　是指导企业确认与验证的纲领性文件，直接决定企业质量管理的总体水平。现行版药品生产质量管理规范是企业制定确认与验证总计划的依据，也是制定确认与验证总计划的最低标准，应结合公司的特点，参照先进地区发达国家的GMP，制定出本公司的确认与验证总计划。

（2）确认与验证总计划应至少包含以下内容　确认与验证必须遵循的指导方针与指南；详细说明确认与验证活动中相关部门和人员及其职责；确认与验证的范围及情况描述：已确认与验证和需确认与验证的厂房、设施、设备、检验仪器、生产工艺、操作规程和检验方法等情况；在制定确认与验证计划前，应先对各系统进行风险评估，通过风险评估来确定确认或确认与验证的范围及程度。文件的格式，包括确认或确认与验证方案和报告的格式；确认与验证的计划和日程安排；确认与验证可接受的标准；在确认与验证中偏差处理和变更控制的管理；保持持续确认与验证状态的策略，包括必要的确认与验证附加计划及再确认与验证计划；相关文件：列出确认与验证活动所涉及的相关管理及操作规程。

确认与验证总计划由QA主管起草编制，确认与验证领导小组成员审核后，确认与验证领导小组组长批准。对于大型和复杂的项目，可制订单独的项目确认与验证总计划。

2.确认与验证计划　各部门根据确认与验证总计划的要求制定出确认与验证计划，由质量管理部汇总各部门的确认与验证计划，编制出确认与验证计划表，报确认与验证领导小组成员审核后，确认与验证领导小组组长批准。

3.确认或确认与验证立项申请　由确认与验证具体负责部门根据确认与验证计划表提出确认与验证立项申请，并填写《确认与验证立项申请表》，同时应将《确认与验证小组成员名单表》附在申请表后，名单表中应包括确认与验证领导小组及确认与验证实施小组成员，申请表经本部门相关负责人、质量管理部QA主管签署意见后，再经确认与验证领导小组组长批准后立项通过。

4.确认或确认与验证方案

（1）确认或确认与验证方案是实施确认与验证工作的指导性文件，也是重要的技术标准，实施确认与验证活动之前，必须制定好相应的确认或确认与验证方案，确认与验证方案应按《文件编码管理规程》进行编号管理，方案应通过起草部门的相关负责人及确认与验证活动所涉及到的相关部门负责人及质量管理部QA主管的审核，由确认与验证领导小组组长批准。文件管理员对审批通过的确认与验证方案应在《确认与验证登记台账》上作好登记。

（2）确认与验证工作必须严格按既定的、批准的确认与验证方案进行，如出现需要修订的情况时，应填写《确认与验证方案修改申请及批准表》必须经过审批后方可实施。

（3）对于确认与验证活动后一步骤要建立在前一阶段确认与验证基础上的情况，必须在确认与验证方案中说明，并且严格执行。

（4）确认或验证方案的内容应至少包括以下方面：确认与验证方案的起草、审核、批准，概述，确认与验证目的、范围，人员及职责，确认与验证实施步骤和方法、支持文件，漏项与偏差表，确认与验证合格标准、时间进度，规定再确认与验证时间，附录。

5.确认与验证原始记录　确认与验证按预先制订并批准的方案实施，确认与验证的记录应及时、清晰并有适当的说明；记录内容格式与确认与验证方案中的一致。

确认与验证过程未预计的问题、偏差，漏项，均应作为原始记录在记录中详细说明。原始记录中还应包括设备的自动记录，实施确认与验证的人员在记录上做必要说明和签名与日期后作为原始记录。所有确认与验证的原始记录附在确认与验证报告后。

6.确认与验证小结及确认与验证报告

（1）确认与验证各个阶段的工作完成后，应完成相应的确认与验证小结，确认与验证活动全部完成后，应同时完成相应的确认与验证报告。确认与验证报告作为技术资料类文件均进行编号管理，报告编号由6位数组成，前4位为年号，后2位为流水号。编号后加“–”，标明代码。代码标识为：设备确认与验证为SB，公用设施确认与验证为SS，清洁确认与验证为QJ，生产工艺确认与验证为GY，检验方法及检验仪器确认与验证JY。并同时在《确认与验证登记台账》登记报告情况。

（2）确认与验证报告应至少包括以下内容　确认与验证报告的起草与审批，包括对所确认与验证的系统的内容进行简要描述；实施确认与验证的目的；相关的确认与验证文件：附相关确认与验证计划、确认与验证方案、记录等。人员和职责、确认与验证合格标准、确认与验证实施情况，实施结果，确认与验证中的偏差及分析处理措施，确认与验证的结论和再确认与验证时间，确认与验证实施小组成员会签。

7.确认与验证证书 确认与验证证书应编号，编号方式与确认与验证报告相同。

确认与验证报告经确认与验证领导小组成员审核和确认与验证领导小组组长批准后，由确认与验证领导小组发放“确认与验证证书”。确认与验证证书的内容，包括确认与验证项目名称、确认与验证方案编号、确认与验证报告编号，结论——已按确认与验证方案完成该项目的确认与验证工作，各项确认与验证结果符合预期标准要求，经确认与验证领导小组审核，批准投入使用，有效期，签发人及日期，备注。

（五）记录文件管理

记录是公司在药品生产、质量管理实际工作中执行标准的情况及结果的文件。

1.基本要求 记录文件的标题要能准确表达记录的类型、性质。记录中的各项目要求术语规范，数据准确，符合法定标准及产品批准文件和有关的技术标准和管理标准的要求。语言要精练、明确，项目要清晰。记录的格式须符合GMP要求，结合生产管理和质量监控的实际操作来编制。设计记录填写方法要求简单易行，并能有效地防止填写错误或差错、遗漏，并便于检查。各种工艺、技术、质量参数和技术指标的度量衡单位均按《中华人民共和国计量法》的规定执行，采用国际标准计量单位。记录中所用物料名称与质量标准文件中的一致。

2.记录编制的依据 法定标准及产品批准文件。

各种法规、文件及规范。管理标准、技术标准和操作标准。记录的项目内容应依据相关管理标准及操作标准来设计。

3.批生产、包装记录的编制 批生产、包装记录由生产管理部指定专人起草、修订后经质量负责人、质量管理部QA主管审核后，由生产负责人批准执行。批生产记录及批包装记录文件的编码按《文件编码管理规程》执行。原版空白的批生产记录和批包装记录应按标准类文件封面格式的要求附上文件首页，相关的起草、审核、批准人员应在文件首页上签字。批生产记录和批包装记录应当依据批准的工艺规程的相关内容制定，记录的设计应避免填写差错，批生产记录的每一页应当标注产品名称、规格和批号，批包装记录的每一页均应当标注所包装产品的名称、规格、包装形式和批号。

批生产记录内容应包括：产品名称、规格、批号；生产以及中间工序开始、结束的日期和时间；每一生产工序的负责人签名；生产步骤操作人员的签名，必要时，还应有操作（如称量）复核人员签名；每一原辅料的批号以及实际称量的数量（包括投入的回收或返工处理产品的批号及数量）；相关生产操作或活动、工艺参数及控制范围，以及所有主要生产设备的编号；中间控制结果的记录以及操作人员的签名；不同生产工序所得产量及必要时的物料平衡计算；对特殊问题或异常事件的记录，包括对偏离工艺规程的偏差情况的详细说明或调查报告，并经签字批准。

批包装记录内容应包括：产品名称、规格、包装形式、批号、生产日期和有效期；包装操作日期和时间；包装操作负责人签名；包装工序的操作人签名；每一包装材料的名称、批号和实际使用的数量；根据工艺规程所进行的检查记录，包括中间控制结果；包装操作的详细情况，包括所用设备及包装生产线的编号；所用印刷包装材料的实样，并印有批号、有效期及其他找印内容，不易随批包装记录归档的印刷包装材料可采用印有上述内容的复制品；对特殊问题或异常事件的记录，包括偏离工艺规程的偏差情况的说明或调查报告，并经签字批准；所有印刷包装材料和待包装产品的名称、代码，以及发放、使用、销毁或退库的数量、实际产量以及物料平衡检查。

四、问题引导

（一）文件的类别有哪些？各类文件的起草分别由哪些部门对应负责？

____

____

____

（二）文件修订流程是什么？

____

____

____

（三）文件的增发与补发流程是什么？

____

____

____

五、任务实施

依据文件管理规程，本任务涉及文件是设备操作规程，应由设备部部门主管或负责人安排人员与质量部文件管理专员共同完成该文件的制定、发放。

1.文件起草/修订申请　文件管理专员收到文件新增申请表（表5-3）或文件修订申请表（表5-4）后，依据已有文件目录，给定文件编码，确保文件编码的唯一性和正确性，交质量管理部门审核、批准，发送空白操作规程模板电子版给设备部相关人员起草文件。

表5-3　文件新增申请表

申请人		日期	
部门负责人		日期	
文件管理专人		日期	

续表

<table>
<tr><th>申请人</th><th></th><th>日期</th><th></th></tr>
<tr><td>新增原因</td><td colspan="2">文件名称</td><td>文件编码</td></tr>
<tr><td></td><td colspan="2"></td><td></td></tr>
<tr><td></td><td colspan="2"></td><td></td></tr>
<tr><td></td><td colspan="2"></td><td></td></tr>
<tr><td></td><td colspan="2"></td><td></td></tr>
<tr><td></td><td colspan="2"></td><td></td></tr>
</table>

表5-4 文件修订申请表

<table>
<tr><th>文件名称</th><th>NJP-2000B型全自动硬胶囊充填机使用标准操作规程</th><th>文件编码</th><th>SOP-05-142-00</th></tr>
<tr><td>申请部门</td><td></td><td>申请人</td><td></td></tr>
<tr><td>申请日期</td><td colspan="3">年　　月　　日</td></tr>
<tr><td colspan="4">修订原因：</td></tr>
<tr><td colspan="4">申请部门负责人意见：

签字：
年　　月　　日</td></tr>
<tr><td colspan="4">质量管理审核意见：

QA主管：
年　　月　　日</td></tr>
<tr><td colspan="4">质量负责人意见：

签字：
年　　月　　日</td></tr>
</table>

2.文件审核与批准 该文件的审核由设备部和质量管理部共同完成，批准为生产负责人。其中，文件管理专员对文件幅面、正文的格式、排版等内容进行形式审核。其余文件的审核和批准参照文件管理规程执行。

3.文件的复制与发放 文件管理专人应在文件批准后立即按质量管理部确定的分发部门复制分发文件给有关部门，具体过程如下。

（1）存档 在文件首页的文件名称处盖“质量管理部”公章后作为正式文件存档，文件的原件保存在质量管理部档案室。

（2）复制 文件复制的方式一般为印刷、复印、打印，不得用手抄本，复制的文件应当清晰可辨。

（3）受控　在每一页复制文件右上角加盖“受控文件”（蓝色）印章。

（4）发放　使用部门只发给复制文件，双方在文件分发、收回记录上确认，见表5-5。

表5-5　文件分发、收回记录

序号	名称	编码	复印份数	序号	名称	编码	复印份数

部门	编号	复印件号					收回文件（份）	发放文件	
		01	02	03	04	……		接收人	日期
企业管理部	YH-01								
质量管理部（QA）	YH-02								
质量管理部（QC）	YH-02								
生产管理部	YH-03								
生产管理部（饮片车间）	YH-03								
生产管理部（提取车间）	YH-03								
生产管理部（口服液体制剂）	YH-03								
生产管理部（口服固体制剂）	YH-03								
物控管理部	YH-04								
设备管理部	YH-05								
营销管理部	YH-06								
药物警戒部	YH-07								
安全管理部	YH-08								
财务管理部	YH-09								
高层领导	YH-10								

文件管理专人：

4.文件的增发或补发　文件管理员收到文件增发/补发申请表（表5-6），经批准后交质量管理部文件管理专人进行文件的增发/补发，并在增/补文件的复印件盖上“受控文件”印章，在增发复印件加盖蓝色“增发”印章，复印件号按部门增发分数填写，补发复印件号为原复印件号。

表5-6　文件增发/补发申请表

文件名称或类别			
要求增发理由	申请人：　　　　年　　月　　日		
增发数量			
部门意见	部门负责人：　　　　年　　月　　日		
质量管理部意见	质量管理部负责人：　　　　年　　月　　日		
文件管理专人		日期	

5.文件的撤销　文件管理专人收到文件撤销记录（表5-7），收回撤销文件，填写文件发放、收回记录。

表5-7　文件撤消申请表

起草部门：

申请人		日期	
部门负责人		日期	
文件管理专人		日期	
撤消原因	文件名称		文件编码

6.文件的保管　所有文件的原件由质量管理部负责存档，统一编码，文件管理专人填写文件目录台账（表5-8），各类文件应按文件分类存放，做到条理分明，并打印一份文件目录。记录类文件由使用部门根据需要专人统一保管、发放和使用。药品的批记录（包括批生产记录、批包装记录、批检验记录、放行审核记录等）由质量管理部归档保管，其他记录由各使用部门根据实际需要归档保管。已废止文件留一份原件，备查。旧文件不得在工作现场出现。

表5-8　文件目录表

序号	文件名称	编码	执行日期	起草部门	分发部门

7.文件保存期限　工艺规程、确认与验证、质量标准、稳定性考察、变更、产品研发等重要文件应长期保存。一般情况下，过期的管理规程和技术标准文件、SOP保存年限为三年。

所有与产品有关的批记录（如：批生产记录、批检验记录、批包装记录、药品放行审核记录），至少保存至产品有效期后一年。

8.文件的销毁　对于收回文件，由文件管理专人盖上“作废”章，收回来的文件和空白记录经评估需要销毁的，应由文件管理专人填写《文件的销毁申请表及销毁记录》（表5-9），经质量管理部QA主管审核，质量管理部负责人批准签字后方可销毁，并有专人监督销毁。

销毁方式：碎纸机销毁、剪刀剪碎、用手撕碎。通过电脑保存的电子台账记录或文件经过批准后在质量管理文件专人监督下删除。

表5-9　文件的销毁申请表及销毁记录

申请人		日期	
批准人		日期	
销毁人		日期	
监销人		日期	
销毁原因		销毁方法	
文件编码	文件名称		销毁份数

六、评价反馈

（一）指导教师评价

序号	重点评价内容	评价标准	标准分值	评价得分
1	文件起草申请	给定文件编码正确、唯一	10	
2	文件审核和批准	能对文件幅面、正文的格式、排版等内容进行形式审核	30	
3	文件收发记录	能正确地完成文件存档、复制、发放，收回（若有）等，并正确地填写文件分发、收回记录	30	
4	文件其他管理活动	能正确地完成文件其他管理活动，撤销、复审、销毁等，并正确地填写相关记录	20	
5	自主学习	能主动查阅资料	10	
合计总分			100	

（二）学生评价

学生姓名：	
你是否参与文件管理的实训活动？	
你都完成了哪些具体任务？	
除了完成实训任务，你还做了哪些工作？	
你认为本次实训有什么需要改进的问题吗？	
本次课你有什么收获吗？ 你都学到了什么？	

七、知识拓展

药品记录是药品生产和质量追溯的重要文件，其数据的可靠性是药品生产规范管理的基石。药品记录和数据管理有哪些要求？

药品记录与数据管理要求（试行）相关内容（包括但不仅限于）摘录如下，其他内容详见其全文。

（一）药品记录与数据管理要求（试行）摘录

2020年7月1日，国家药监局关于发布《药品记录与数据管理要求（试行）》的公告（2020年第74号），自2020年12月1日起施行。

药品记录与数据管理要求（试行）摘录

第一章　总　则

第三条　数据是指在药品研制、生产、经营、使用活动中产生的，反映活动执行情况的信息，包括：文字、数值、符号、影像、音频、图片、图谱、条码等；记录是指在上述活动中通过一个或多个数据记载形成的，反映相关活动执行过程与结果的凭证。

第二章　基本要求

第四条　记录可以根据用途，分为台账、日志、标识、流程、报告等不同类型。从事药品研制、生产、经营、使用活动，应当根据活动的需求，采用一种或多种记录类型，保证全过程信息真实、准确、完整和可追溯。

记录载体可采用纸质、电子或混合等一种或多种形式。

第八条　数据的采集、处理、存储、生成、检索、报告等活动，应当满足相应数据类型的记录填写或数据录入的要求，保证数据真实、准确、完整和可追溯。

第九条　根据数据的来源与用途，可将数据分为基础信息数据、行为活动数据、计量器具数据、电子数据及其它类型数据，不同类型的数据应当采用适当的管理措施与技术手段。

第三章　纸质记录管理要求

第十二条　记录文件的设计与创建应当满足实际用途，样式应当便于识别、记载、收集、保存、追溯与使用，内容应当全面、完整、准确反映所对应的活动。

第十四条　记录文件的印制与发放应当根据记录的不同用途与类型，采用与记录重要性相当的受控方法，防止对记录进行替换或篡改。

第十五条　应当明确记录的记载职责，不得由他人随意代替，并采用可长期保存、不易去除的工具或方法。

原始数据应当直接记载于规定的记录上，不得通过非受控的载体进行暂写或转录。

第十六条　记录的任何更改都应当签注修改人姓名和修改日期，并保持原有信息清晰可辨。必要时应当说明更改的理由。

第四章　电子记录管理要求

第二十二条　电子记录应当实现操作权限与用户登录管理，至少包括：

（1）建立操作与系统管理的不同权限，业务流程负责人的用户权限应当与承担的职责相匹配，不得赋予其系统（包括操作系统、应用程序、数据库等）管理员的权限；

（2）具备用户权限设置与分配功能，能够对权限修改进行跟踪与查询；

（3）确保登录用户的唯一性与可追溯性，当采用电子签名时，应当符合《中华人民共和国电子签名法》的相关规定；

（4）应当记录对系统操作的相关信息，至少包括操作者、操作时间、操作过程、操作原因；数据的产生、修改、删除、再处理、重新命名、转移；对计算机（化）系统的设置、配置、参数及时间戳的变更或修改。

第五章　数据管理要求

第二十四条　对于活动的基础信息数据和通过操作、检查、核对、人工计算等行为产生的行为活动数据，应当在相关操作规程和管理制度中规定记载人员、记载时间、记载内容，以及确认与复核方法的要求。

第二十五条　从计量器具读取数据的，应当依法对计量器具进行检定或校准。

第六章　附　则

第二十八条　本要求下列术语的含义是：

（1）原始数据

指初次或源头采集的、未经处理的数据。

（2）电子记录

指一种数字格式的记录，由文本、图表、数据、声音、图示或其它数字信息构成。其创建、修改、维护、归档、读取、发放和使用均由计算机(化)系统实现。

(3)电子签名

指电子记录中以电子形式所含、所附用于识别签名人身份并表明签名人认可其中内容的数据。

(4)元数据

元数据是用来定义和描述数据的数据，通过定义和描述数据，可以支持对其所描述的数据对象的定位、查询、交换、追踪、访问控制、评价和保存等诸多管理工作。

第二十九条　从事药品研制、生产、经营、使用活动，应当遵守法律、法规、规章、标准和规范，制定操作规程和管理制度，明确记录与数据的管理要求。

第三十条　本要求自2020年12月1日起施行。

(二)设备操作规程(样本)

*****药业股份有限公司**

NJP-2000B型全自动硬胶囊充填机使用标准操作规程		
文件编码	SOP-05-**-**	页次：1/3

文件形成及控制：

	部门	姓名	签名	日期
起草人	设备管理部	***		年　月　日
审核人	设备管理部	***		年　月　日
审核人	质量管理部	***		年　月　日
批准人	生产负责人	***		年　月　日
执行日期	****年**月**日			
颁发部门	GMP文件办		****年**月**日	
	存档(书面、电子文档)各2份		颁发份数	各部门1份，共2份
分发部门	物控管理部[　] 质量管理部[√] 生产管理部[√] 设备管理部[√] 营销管中心[　] 财务管理部[　] 企业管理部[　]			

文件修订历史：

历史版本号	执行日期	修订内容及原因
SOP-05-**-**	****年**月**日	首次建立
SOP-05-**-**	****年**月**日	修订****

1.目的：

建立《NJP-2000B型全自动硬胶囊充填机》的标准操作规程与维护维保规程，以保证设备的规范操作与人机安全。

NJP-2000B型全自动硬胶囊充填机使用标准操作规程	SOP-05-**-**	页次：2/3

2.范围：

适用于《NJP-2000B型全自动硬胶囊充填机》的使用操作。

3.职责：

3.1　设备管理人员负责《NJP-2000B型全自动硬胶囊充填机》的标准操作规程的起草与修订。

3.2　设备管理部负责人负责对《NJP-2000B型全自动硬胶囊充填机》的标准操作规程审核。

3.3　岗位操作人员须严格按照标准操作规程进行岗位操作。

4.内容：

4.1　使用（操作）。

4.1.1　开机前准备工作

4.1.1.1　更换设备状态标志，将“正常”标识更换为“运行”。

4.1.1.2　每班使用前，应对胶囊充填机进行电源开关（按钮）通断检查，保证电源开关（按钮）良好的通断能力。

4.1.1.3　每班使用前，应对药粉感应光电头进行擦拭处理，防止在使用过程中因灵敏度等原因造成假缺料现象。

4.1.1.4　每班使用前，应对各转动部件进行紧固检查，防止在使用过程中出现松动或滑落等现象，避免对机器本身造成损伤。

4.1.1.5　每班使用前，应对梳齿进行检查，观察梳齿是否有较大磨损，有无缺齿等现象。

4.1.1.6　每班使用前，动力电机的传动皮带进行磨损检查，当磨损达到一定程度时应及时更换处理，防止在使用过程中传动力不足等现象。

4.1.1.7　每班使用前，应对传动链条进行加油润滑处理，防止干涩等现象对机器设备本身造成损伤。

4.1.1.8　调整胶囊料斗，根据需要工艺需要，改变胶囊深度，确保顺利下囊，胶囊深度大约为出口高度的一半即可。

4.1.1.9　调整扣囊簧片，拧松限位块紧固螺栓，调整限位块，以确保顺序差，每次排除一粒胶囊即可。

4.1.1.10　上下模块对中调整，必须确保每对模块对中，调整方法参照使用说明书。

4.1.1.11　检查计量盘与铜盘间隙，应为0.05~0.10mm。

4.1.1.12　检查刮粉器与计量盘间隙，应为0.05~0.10mm。

4.1.1.13　点动控制，使所有充填杆入孔，并保证1~5工位充填杆没入计量盘的深度不宜过深，存在一定的间隙。

NJP-2000B型全自动硬胶囊充填机使用标准操作规程	SOP-05-**-**	页次：3/3

4.1.1.14　调整药粉高度传感器，使其最小高度必须大于计量盘的厚度，最大高度小于40mm。

4.1.1.15　检查锁合板与上模块孔中胶囊最高点间隙为0.2~0.3mm。

4.1.1.16　点动控制2~3圈，机器应运转灵活，无卡碰。

4.1.2　开机运行

4.1.2.1　接通电源、水源，电源指示灯亮。

4.1.2.2　轻按生产按钮，进入生产界面。

4.1.2.3　轻按吸尘器、真空泵启动按钮，吸尘器、真空泵开始运转。

4.1.2.4　轻按点动按钮，机器开始低速运转，松开机器停止。

4.1.2.5　1~2分钟后，确认机器运转良好，轻按运行按钮，机器自动运转。

4.1.2.6　轻按生产界面中的加速按钮，使生产速度达到所期望的生产值（但其最大生产速度不得大于最高生产速度的90%）。

4.1.3　操作结束停机

4.1.3.1　轻按生产界面中的减速按钮，使机器低速运行。

4.1.3.2　按主机停止按钮。

4.1.3.3　待主机完全停止后，再按真空泵、吸尘器停止按钮。

4.1.3.4　切断电源、水源。

4.1.4　注意事项

4.1.4.1　操作时，应关好防护门。

4.1.4.2　故障处理应在停机状态，用手动方式确定故障位置和性质后方可处理。

4.1.4.3　严禁充填速度达到最高速度的90%以上，否则将损坏机器。

4.1.4.4　严禁开机后，再打开水源，否则将损坏真空泵。

4.1.4.5　机器在运转过程中发生意外情况，可用应急按钮紧急关机。

4.1.5　设备清洁

4.1.5.1　执行《NJP-2000B型全自动硬胶囊充填机清洁规程》。

5.附页（变更登记）

变更的内容	变更依据	变更实施时间	变更批准	变更审批文号	备注